LOS TRASTORNOS ALIMENTICIOS Y LAS RELACIONES ADICTIVAS

El laberinto y más allá

LOS TRASTORNOS ALIMENTICIOS Y LAS RELACIONES ADICTIVAS

Cuando amar te destruye

ANDREA WEITZNER

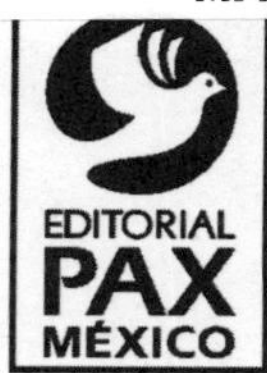

EL LIBRO MUERE CUANDO LO FOTOCOPIAN

Amigo lector:

La obra que usted tiene en sus manos es muy valiosa. Su autor vertió en ella conocimientos, experiencia y años de trabajo. El editor ha procurado una presentación digna de su contenido y pone su empeño y recursos para difundirla ampliamente, por medio de su red de comercialización.

Cuando usted fotocopia este libro, o adquiere una copia "pirata" o fotocopia ilegal del mismo, el autor y editor dejan de percibir lo que les permite recuperar la inversión que han realizado.

La reproducción no autorizada de obras protegidas por el derecho de autor desalienta la creatividad y limita la difusión de la cultura, además de ser un delito.

Si usted necesita un ejemplar del libro y no le es posible conseguirlo, le rogamos hacérnoslo saber. No dude en comunicarse con nosotros.

Editorial Pax México

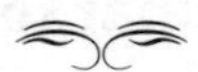

Concepto creativo para las ilustraciones: Andrea Weitzner

Ilustraciones: Sergio Sáenz del Castillo, "Chekoz"

Fotografía de la autora: Foto estudio León Rafael, San Ángel, México

Av. Cuauhtémoc 1430
Col. Santa Cruz Atoyac
México, D.F. 03310
Tel: 5605-7677
Fax: 5605-7600
editorialpax@editorialpax.com
www.editorialpax.com

Primera edición
ISBN 978-968-860-932 -3

Impreso en México / *Printed in Mexico*

Índice

Dedicatoria

Al Ser Supremo que todo ser humano lleva dentro.

Nota importante de la autora

Dado que los medios masivos apodaron a la anorexia "Ana" y a la bulimia "Mía", en este libro se hace uso de esta terminología, con la finalidad de exponer la cara real detrás de estos personajes con los que la prensa de chisme jugoso *glamuriza* irresponsablemente el problema. Para homogeneizar el ritmo del texto, he creado un tercer personaje, "Conchis", para con ella hacer mención al síndrome del comedor compulsivo. Es importante que se comprenda que son sólo personajes creados para ilustrar un concepto.

Nota importante de la autora

[illegible]

A ti que leerás este libro...

Si te enorgulleces de tus imparables conquistas, crees que la realización está en la pareja, que la felicidad es algo que tienes que merecer, por lo cual debes de sufrir, y a eso le llamas "amar", este libro habla de ti.

Si eres de las que lo niega, convenciéndose de que *no* tiene un problema, pero tu manera de amar te lleva a destruirte sin parar, este libro pudo haber sido escrito por ti.

Despierta. Vas de un laberinto a otro.

Ahora uno un poco más complejo. No te libraste del problema, lo multiplicaste. Tus asuntos no resueltos en combinación con los de la pareja elegida te mandarán por una montaña rusa de emociones que reestimularán todas las heridas que te engañas pensando que ya tienes sanadas.

Abre los ojos.

Nadie te puede rescatar. No existe ser humano que te pueda querer todo lo que tú te desprecias a ti misma.

¿Hasta dónde llegarás antes de despertar?

Si estás convencida de que existe una forma libre de relacionarse con los demás, y estás dispuesta a abrirte al verdadero compromiso de amar, este libro está escrito para ti.

El amor... algo que debo ganar

Un diez, una medalla, un galán o una talla. El amor es algo que me debo merecer, por lo cual debo sufrir, algo fuera de mí, algo que debo perseguir.

Pero nunca hubo logro, medalla, ni galán ni talla que reparara mi autoestima devaluada.

Viví más de una década en la jaula de las metas, corriendo tras una y otra contándome las mejores historietas.

El eterno vacío, la aguda crítica y el autoengaño fueron siempre mis fieles compañeros, cuando abrí los ojos ya era una adulta suplicando que volvieran los años quinceañeros.

No hubo poder humano que me regresara el tiempo perdido, y pasaron años antes de entender lo que en realidad había sucedido, pero en el proceso comprendí el poder liberador del perdón genuino.

Despertar fue sólo derribar la barrera del inconsciente reprimido, regresar a la unidad que siempre había sido. El sentimiento de separatidad fue por fin diluido, y comprendí que por esa conexión al Todo mi vida tenía sentido.

A raíz de entonces vivo la vida como una aventura, de un país a otro, riéndome de la locura...

¿Adicta a la conquista?

Tus relaciones personales están llenas de conflicto...

Te sientes continuamente atraída por los chicos malos que te harán sufrir. Siempre tienes drama en tu vida que resolver, siempre tienes una intensa historia que contar. Bajo el disfraz de aventurera audaz, cubres y justificas tu adicción a la inestabilidad.

La idea de estar sola te aterra, y para evadirlo, siempre estás emocionalmente ocupada, ya sea recogiendo las piezas de tu última relación o entusiasmándote con la que sigue.

¿Logras desenamorarte de un galán enamorándote de otro?

Aunque seas soltera, nunca estás realmente disponible. Mentalmente siempre andas con alguien, llorando por el que se fue o soñando con el que vendrá.

Quizá vives calladamente odiando a tu pareja por no ser lo que tú crees que te mereces, pero en cuanto tu conducta lo convence de dejarte, de inmediato lo quieres de regreso. Si te escucha y regresa, le pierdes todavía más el respeto; en el momento que te deja por última vez es el momento justo en el que te convences que ese sí era tu príncipe azul.

O eres de las sadomasoquistas emocionales, que mientras peor te traten más atraída te sientes, cayendo siempre en el familiar ambiente de tu niñez degradante cuyos asuntos quedaron pendientes.

A lo mejor eres de las que las relaciones estables les aburren, tapando tu tendencia a la depresión por medio de la excitación que una relación inestable contribuye.

El mundo de las relaciones interpersonales es complejo.

Si tuviste o aún tienes algún tipo de desorden alimenticio, puede convertirse en un tortuoso torbellino.

> *...cualquier personaje que atraigas a tu vida servirá como un medio que reestimule heridas pasadas que te lleven de retache a revisar todas tus pruebas no superadas.*

Si eres anoréxica buscarás siempre al príncipe azul que te rescate. Si eres bulímica, tendrás una tendencia natural a querer a los chicos malos y/o alcohólicos. Si eres comedora compulsiva, serás de las que hará lo que sea y aguantará cualquier trato con tal de que tu pareja no te abandone.

Y mientras tengas una adicción, ten por seguro que la persona que atraigas a tu vida tendrá la contraparte. La anoréxica y el trabajólico, la bulímica y el alcohólico, la comedora compulsiva y el adicto a la pornografía; es el laberinto de la callada frigidez de Ana y la imparable promiscuidad de Mía.

Creamos relaciones adictivas y tortuosas porque no sabemos crear otra cosa...

Este libro te ofrecerá respuestas a cuestionamientos esenciales:

- ¿Cómo renuncio a mi necesidad de dolor?
- ¿Cómo empiezo a creerme que en realidad valgo y que merezco el amor?
- ¿Cómo seré capaz de crear otro tipo de relación?

Comprenderás que tienes una adicción fisiológica y una predisposición genética a cierto tipo de comida y/o sustancias adictivas. Por medio de sustitución de patrones de pensamiento y del balance neurológico a través de una dieta balanceada, frenarás tu necesidad fisiológica y emocional al dolor.

Renunciarás a tu necesidad de buscar al hombre que te haga sentir mal; serás libre de querer al hombre que no te quiere a ti. Dejarás de perseguir al que te querrá todo lo que tú no te quieres a ti misma.

Podrás escribir una nueva historia de ti, parada sobre una plataforma de autoestima sobre la cual proyectarte para crear una relación libre de dolor; libre de chantaje, abriéndote plenamente al verdadero compromiso de amar.

Para el uso óptimo de este libro

Este libro está construido con base en testimonios reales. Todas las anécdotas que leerás sucedieron; todos los personajes existieron, la mayoría siguen con vida, otros se fueron. Narra las historias de relaciones personales de seres que tuvieron desórdenes alimenticios, dejándote ver el vínculo directo entre el síntoma, *vomito mi existencia,* con el de *buscar una pareja con demasiada insistencia*; el de *me mutilo por ser delgada*, con el de *me convierto en una mujer violada.*

La primera parte es teórica, para que comprendas los enganches básicos de una adicción a otra. Encontrarás términos que tienen este símbolo*. Es vital que antes de continuar leas el significado en el glosario ya que explica un concepto importante. La segunda parte es práctica, donde a través de cuestionamientos y reposicionamiento de pensamientos, cambiaremos tu sistema de creencias, para que te liberes de la culpa y tu necesidad de autocastigo. **Haremos ejercicios de proyección para atraer a tu presente la versión de ti que en esencia eres.** En la tercera parte encontrarás reflexiones y afirmaciones para que las hagas parte de tu vida diaria; también te ofrece información para tu balance neurológico y presenta alternativas para elevar tu frecuencia física. Encontrarás la prueba de los siete días, una rutina alternativa para vivir en tu punto óptimo.

Ser sana, plena, amada y exitosa es tu derecho. **Creencia precede experiencia**. Concédete ahora mismo la capacidad de generar salud plena y relaciones armoniosas. Concédete el derecho a ser feliz y a crear la realidad que sé que has soñado... ¡Adelante!

PRIMERA PARTE:
ABRE LOS OJOS

Malabarismo de adicciones

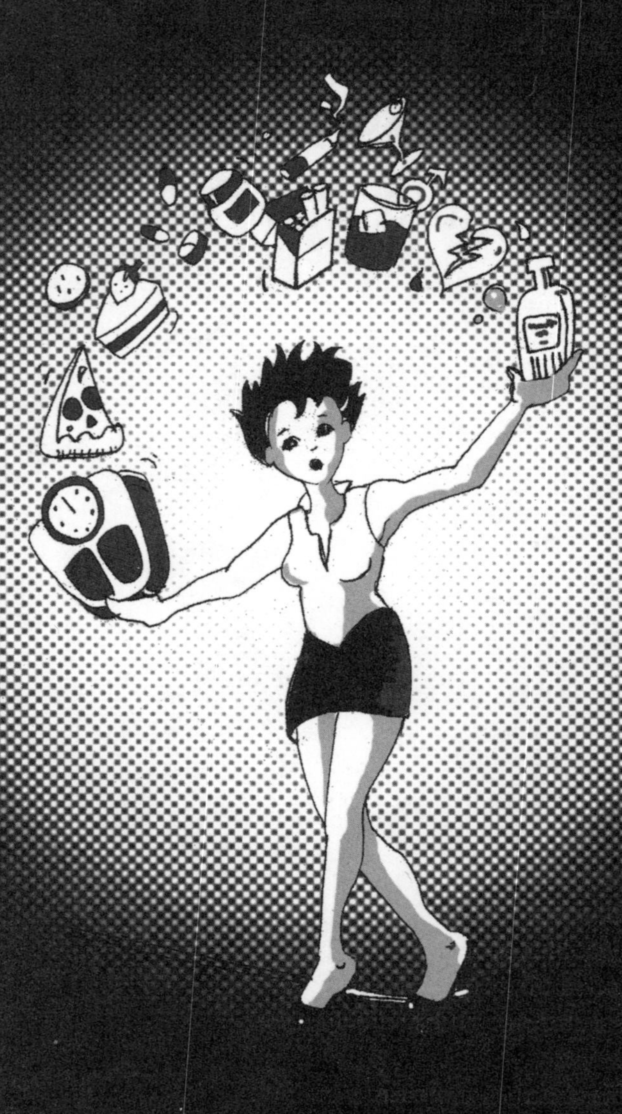

Malabarismo de problemas

Tú vienes de un hogar disfuncional y creciste con todo tipo de carencias afectivas.

Probablemente tu madre fue o es alcohólica y tu padre tenga alguna conducta evasiva; tienes una predisposición fisiológica a crear adicción a sustancias, particularmente los carbohidratos refinados; atraes personajes a tu vida diaria que te brindan la suficiente inestabilidad para así poder regresar al desorden alimenticio que no te deja en paz.

Te convences de que en realidad no tienes un problema, sino sólo pequeñitas broncas aquí y allá...

La relación que nunca acaba de funcionar, la anorexia que viene y se va, el empleo que no te dieron porque te tenías que sabotear, y la bulimia que siempre es la historia de nunca acabar.

No te hundes en una de tus adicciones, porque estás demasiado ocupada sacando los pies de varias.

Y ahí vas... Antes vomitabas sin parar, ahora buscas a tu pareja perfecta de bar en bar. Antes te matabas de hambre, ahora tu inapetencia sexual castra cualquier relación que intentas empezar. Antes comías para tapar el frío del abandono, ahora aguantas cualquier trato con tal de que la soledad no sea tu único trono.

Día y noche sueñas con encontrar a la pareja perfecta, la persona ideal, la que no existe, pero que no puedes parar de buscar; la que te rescatará de tu autorrechazo, logrando únicamente darte trancazo y trancazo.

La misma vieja rola repetida...

• Te encuentras inevitablemente atraída por el galán que te hace sentir mal de ti misma.

• Tus necesidades afectivas están eternamente insatisfechas.

• Terminas destruyéndote, ya sea por medio de tu desorden alimenticio, o por un *cocktail* de diversas y agridulces adicciones.

Dado que tienes una predisposición a causarte dolor, siempre atraes personajes a tu vida que te ayuden a satisfacer y perpetuar tu adicción.

Las vivencias recurrentes que creas te obligan a revisar asuntos que tienes pendientes, traumas previos que no sanaste adecuadamente, el *loop** mental en el que aún está atorado tu inconsciente y que sólo te lleva a echarle sal a la misma herida de siempre.

La hipnosis colectiva

Televisión, abuso de comida y sexual, alcoholismo y drogadicción, prostitución mental y corporal; así está construida la red de adicciones de la hipnosis colectiva a la cual llamamos "sociedad actual".

"Casanovismo": el aplaudido juego de la conquista

Vivimos en una sociedad enferma donde lo banal es glorificado.

Si eres atractiva y tienes éxito con el sexo opuesto, serás admirada y calladamente envidiada. Pero si eres poco agraciada y demasiado necesitada serás la golfa repudiada. Si eres hombre exitoso y carismático, tus conquistas son las más aplaudidas. Si eres mujer "cuero" y sagaz, serás de las que todas las otras chavas apuñalan por detrás, nunca te dirán P en la cara, eso jamás, pero sí *qué noviera eres* o *vaya forma de bailar.*

La conducta "casanova" es sólo otra forma de disfrazar todo el autorrechazo que aún no terminas de superar; es otra forma de cubrir la soledad y el eterno frío emocional que con otros cuerpos tratas de tapar.

Estás hipnotizada; convencida de que la felicidad es un galán o una talla, que el valor del ser humano está en sus medallas, y que el amor debe ser siempre una dolorosa y excitante batalla.

Usamos nuestro poder de atracción sexual evadiendo así el vacío existencial por medio del *reven* y el *alcoholazo* eventual; pero no hay cantidad de hombres, alcohol o comida que te haga sentir que vales más allá de tu última cita atrevida...

Los medios de comunicación

¿Alguna vez te has detenido a cuestionar el mensaje subliminal de todo con lo que eres bombardeada a diario? Probablemente ya hayas perdido la capacidad de discernir.

Decadencia del sueño americano

El consumismo desenfrenado, uno de los aspectos socioculturales primordiales en la aparición de los desórdenes alimenticios como un fenómeno histórico, es en gran parte producto de una transferencia cultural norte-sur.

Dado que el sueño hipnótico promueve la felicidad a través de alcanzar algo externo, el ser humano no sabe vivir en plenitud en un simple estado de quietud.

Estados Unidos, "con sólo 6% de la población del mundo, consume 40% de todos los recursos del planeta".[1] La sociedad de los extremos por naturaleza. Dada la expansión y difusión masiva del "sueño americano", el mundo se quedó dormido junto con su vecino, soñando con algo que no existe, matándonos por ser algo que nunca seremos, plagándonos de prototipos de lo que la mu-

[1] Kapleau, P., *Despertar al Zen*, p. 31.

jer real no es, de las situaciones que nunca se dan y de los anhelos que no saciaremos.

El soltero *vs.* la soltera

Si eres un soltero "cuero", exitoso y empedernido, serás envidiado por todos tus vecinos. Tú no envejecerás, sólo más interesante te volverás. Pero cuando una mujer sube de peso y le sale una cana, se convierte en una *loser*, una anciana.

El hombre soltero es visto como un reto, quien siempre se podrá dar el lujo de encontrar pareja, mientras cuente con los medios con los cuales la corteja.

En esta sociedad no es fácil ser una soltera plena, te hacen sentir que no tener a alguien es una condena: el clásico "tú tan bonita y tan capaz" *lástima que no tiene novio,* escuchas que susurran por detrás. El momento sociocultural que vivimos, en donde se nos taladra que si no tenemos pareja ya valimos, alimenta el patrón compulsivo de buscar la realización por medio de la constante persecución.

La industria cosmética: un gigantesco laboratorio vivo

Tintes, silicones, implantes y liposucciones, de esto está hecha nuestra era actual, produciendo y consumiendo una cantidad de productos químico-estéticos tal, que ya no encontramos suficientes changos con los cuales experimentar. Estamos terminando con el reino animal, con tal de transformarnos en aquello que hay que admirar.

Tú no le pegas a un animal, por ello acomodaticiamente te convences de que no le haces daño. Tendrías que

Nuestro consumismo es el reflejo de nuestro vacío existencial. Estamos, literalmente, acabándonos el planeta. Los cada vez más seguidos y fuertes desastres naturales claramente nos escupen la neta.

ver la película inédita de la cadena tanto alimenticia como médica, reconstructiva y estética. Reconsiderarías todos los productos que consumes.

La era neosetentera

Tras los rocanroleros sesentas, Woodstock y el *flower power*, vinieron los años de guerra fría, el auge del terrorismo, la llegada de la famosa modelo Twiggy, y *thin came in*. Fue el comienzo de la era del plástico; la innovación de los "desechables" *microchips* sustituyeron a la fuerza humana laborable, y desde entonces para acá, hacemos y nos hacemos todo artificial. Nos volvimos expertos en descartar y desperdiciar; en tirar todo aquello que después del primer uso pierde la novedad.

Peligro del regreso "Twiggy Look"

Regresa la moda setentera. El *twiggy look* está *in*... Pierna larga, pecho semi plano, cero énfasis en curvas. Los estampados clásicos de la década cubren todos los aparadores. Parece que estamos creando exactamente el neo-despegue de los desórdenes alimenticios.

¡¿Qué onda?! ¿Realmente veremos los cambios en la moda planteados en Cibeles?

Pseudoliberalismo femenino: el mito de la igualdad

La mujer actual tiene un rol fantástico que llenar. Dado que "nos liberamos", ahora pagamos la cuenta junto con ellos, somos "libres" de trabajar y a la vez ser amas de casa; tener hijos y carreras exitosas; asistir a juntas escolares y lograr metas laborales.

Esta pseudoliberación ha sido el factor sociológico y económico más preponderante en la creación del síndrome de "la súper chica"[2]. La que todo lo puede, incluso mejor que él, excepto en los sueldos, ahí sí los roles siguen siendo convenencieramente tradicionales.

En cuanto a los roles psicológicos a nivel pareja, la mujer actual persigue hombres como los hombres "casanova" persiguen a las mujeres, desesperadamente buscando valía en sus conquistas.

> El "machismo femenino", consecuencia directa del pseudoliberalismo, es el péndulo de la mujer reprimida llevado al otro extremo.

Esa igualdad respecto al hombre que, tanto la moda unisex como el sistema nos quieren vender, en realidad no existe en cuestiones fundamentales –como la diferencia en salarios claramente te deja ver. De la mujer actual se espera que compita con viril agresividad, aunque luego sea menos remunerada por el mismo puesto que le ganó al "licenciado tal".

[2] Síndrome de la súper chica, factor socioeconómico y cultural primordial en el surgimiento de la anorexia y la bulimia.

¿Qué de liberadora tiene exactamente la liberación femenina en la que vivimos?

El síndrome de la "mujer desesperada"

La mujer "cuero", cuarentona, aún resolviendo asuntos que no terminó en la prepa. Maquillado, ambientado y puesto de forma tal, que te creas que ése es un rol muy *chic* por desempeñar. Pero en la vida real, el plomero definitivamente no se ve igual, el adicto al sexo no rescata nunca a la alcohólica, y el niño bien no se casa con la silicónica.

¿...Te das cuenta de la ilusión en la que vives...?

Tuberías de buliversidades

Como fue publicado en el periódico La Gaceta, las tuberías de acero del drenaje de la Universidad Iberoamericana sufrieron, en junio de 2003, continuas fugas de agua. Al hacer una revisión, los especialistas detectaron que el problema se originaba en el baño de mujeres.

Las ramificaciones del capítulo de nuestra historia titulado: "la era en que el ser humano muere y se mutila por ser delgado" empieza apenas a enseñar sus diversificadas caras.

Su conclusión fue que el ácido gástrico que se acumulaba en los excusados, proveniente del vómito de cientos de estudiantes bulímicas, picaba las tuberías.

Eso es a nivel supraestructura de nuestra cultura, pero a nivel infraestructura corporal, **el ácido clorhídrico del vómito es causa directa de pérdida de dientes, úlceras y cáncer en el esófago.**

Dichas fugas de agua y daños a tuberías se han reportado ya en otras universidades privadas.

Trágica Érika: el suicidio de las que aparentan "tenerlo todo"

Seguramente te habrás enterado de la muerte de Érika, hermana menor de la princesa Leticia; la guapa, "exitosa" mujer de negocios, madre de una niña. Con dinero, fama, casta, nobleza, bienes materiales y sociales, todo, menos una cosa: un por qué vivir, y en la ausencia de ello, la vida deja de ser una aventura por descubrir y se convierte en una tarea a soportar. Más o menos glamurizada, pero el desenlace siempre es igual.

El hueco inconsolable del vacío existencial es algo con lo que el ser humano ya no sabe cómo cargar; nos encontramos con seres que llegan al punto de "ya nunca jamás", y terminan sus vidas, en la mayoría de los casos sin cámaras televisivas. Sus historias nadie las sabe, fue su incurable anonimato lo que las llevó más allá del estrellato.

Fanatismo religioso: antesala de los desórdenes alimenticios y adicción a la pornografía

Haz algo prohibido y lo volverás objeto de tu deseo...

"Mientras más condena el Papa el sexo, más revistas vende Playboy."[3]

---

[3] Osho, *Intuición: el conocimiento que trasciende la lógica*, p. 40.

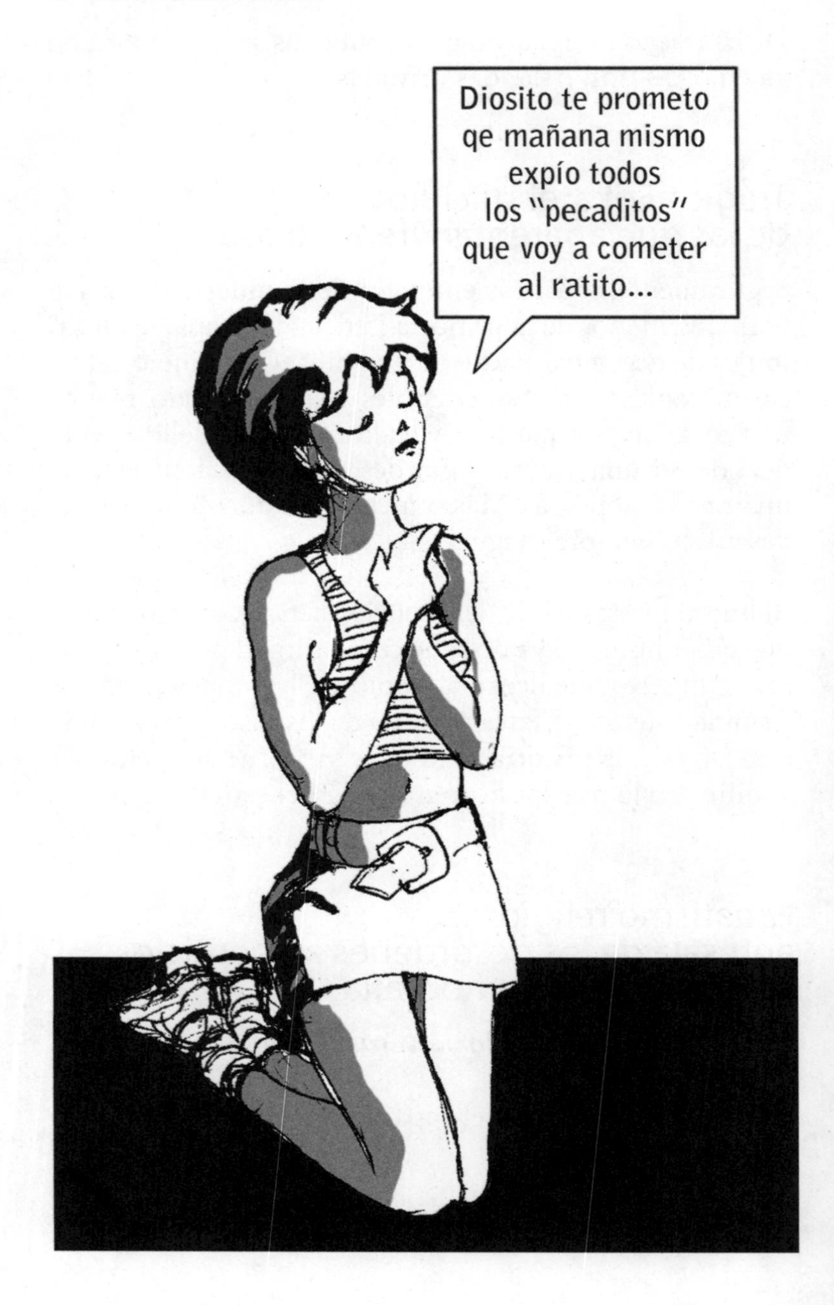
Diosito te prometo qe mañana mismo expío todos los "pecaditos" que voy a cometer al ratito...

El caso S

DE UNA PRISIÓN FANÁTICA CRISTIANA A UNA FUNDAMENTALISTA ISLÁMICA

Después de 15 años de batalla con anorexia y bulimia, seguida de otra década en costosa reparación de columna vertebral, reconstrucción dental, e intensa psicoterapia, S había estado demasiado ocupado y carecía de cualquier tipo de experiencia sexual.

S nació dentro de un clásico cristianismo fanático. Dado que creció en un ambiente de culpa alrededor del asunto "placer", S no tenía en realidad idea de cómo permitir que algo lo hiciera sentir bien.

Dada la vergüenza que su religioso padre instauró respecto al sexo desde tan temprana edad, el hermano de S era adicto a las prostitutas y S virgen, a sus casi 30 años de edad.

Extremadamente sensible e inteligente, a S no le llamaban la atención las chicas vacías y populares que a ratos parecían asediarlo sin parar. Él era el chico dorado bien portado de papá, graduado de leyes en Harvard, el partido a conquistar; pero era, en realidad, lo inaccesible de su persona lo que lo convertía en el reto que las chicas insistían en lograr.

Después de innumerables citas infructuosas, desde blind dates desastrosos a flirteos casuales, S decidió probar el apenas emergente ciber romance virtual, lo que le vino genial, ¡era la manera ideal de disfrazar su timidez e inseguridad!

S, convencido de que había trascendido su culpa respecto a la sexualidad, encontró –entre cientos de perfiles– a una fundamentalista islámica cuyos atores sexuales le daban a la palabra fanática fuerza e intensidad. Así de vasto e infinito como es el ciberespacio, S se las ingenió para encontrar a ésa que le haría caerse despacio.

J, la elegida afortunada, emigró de Marruecos a la gran América después de tres años de aplicaciones y visas negadas. Fue el ciber romance más tortuoso que te puedas imaginar. S le compraba el boleto de avión, a J le negaban la visa una vez más. Pasaban los seis meses para la aplicación, lo volvían a intentar, y se la volvían a negar.

Como si eso no hubiera sido suficiente señal, cuando J llegó finalmente, informó a S que el sexo era en realidad algo con lo cual ella preferiría no lidiar. Sus mutuas culpas respecto al sexo hacen que ese matrimonio no se acabe de consumar, pero nunca se divorciarán; ella no tendría cara para volver a casa, y como él la quiere en verdad, jamás le pediría que se regresara a su jaula original.

S escogió la trampa perfecta para nunca tener que vivir su sexualidad. No cabe duda, las cosas nunca suceden por casualidad.

Mientras más culpa se nos inculque respecto a nuestra naturaleza instintiva, las cárceles y hospitales psiquiátricos estarán llenos de vida.

Enseñanza del caso

La culpa que el fanatismo religioso taladra respecto a la sexualidad hace que el ser humano busque una forma de negarse a despertar a eso que los santos ya denominaron como algo malo, algo a castigar. Como reprimimos nuestra sexualidad y la mandamos a la sombra*, esta fuerza de luz se degrada, transformándose en un monstruo de varias caras.

Ana: la frigidez sofisticada

La frígida jaula de Ana la Tirana

Justificación predilecta: Mi pareja tiene mucho trabajo; tiene razón de llegar tarde a casa.

Engaño favorito: Soy la pareja social perfecta; aunque no le guste en la cama, no me dejará.

Fantasía secreta: Si sólo llego a la talla menor, fulano me deseará.

Venganza nunca cumplida: Cuando lo haga, me daré el gusto de rechazarlo.

Fuerza que la alimenta: La necesidad de encajar y el *status* social.

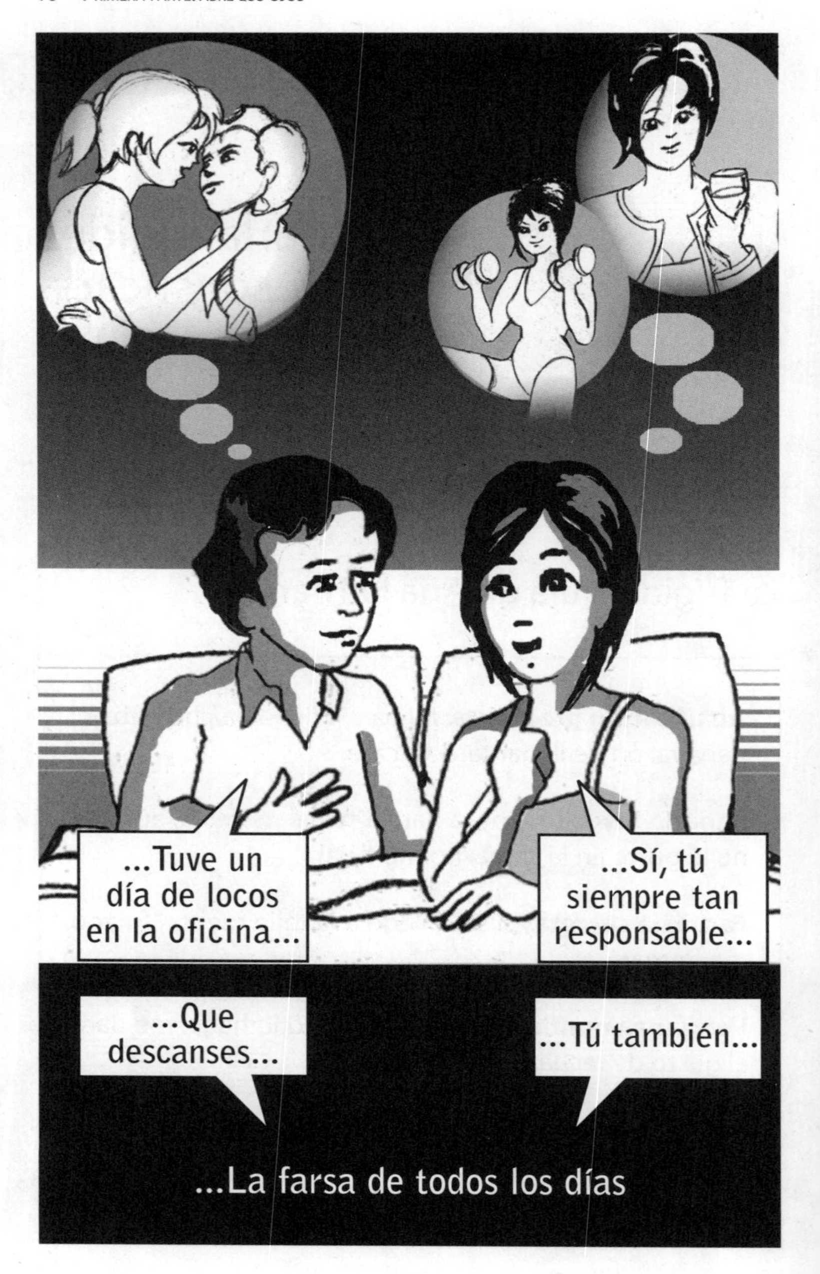
...Tuve un día de locos en la oficina...
...Sí, tú siempre tan responsable...
...Que descanses...
...Tú también...
...La farsa de todos los días

Ana

Anorexia es la perfección del sistema de inanición autoimpuesta, cuyo sustento psicológico es la fantasía histérica* de regresar a un estado de infancia.[4]

Su universo es el reino del dolor...

Todo es acerca de cómo ella sufre, y de cómo se mata, literalmente, por ser la pareja perfecta del multilogros perfecto.

Aunque Ana habite en el cuerpo de una adulta, ella sigue siendo la niña mártir con la misma vieja rola repetida aún sufriendo alrededor de la comida.

Ana la mártir y el príncipe azul

Anorexia es la supresión constante de la naturaleza instintiva. Dado que todo lo relacionado con los instintos es considerado como malo o sucio, la anoréxica (sin bulimia como síntoma de apoyo) usualmente buscará a la imagen del padre "rescatador" y bueno, alguien que la mantenga en control. El perfecto caballero. El padre que perdió en la infancia, o el padre ideal que nunca tuvo y al cual no renunció adecuadamente.

No tiene que haber necesariamente una diferencia de edades en este tipo de combinación, mas los roles psicológicos sí son claramente aquellos de "niña-papá". Él va al mando; ella es la niña buena, aún evitando atravesar por la fase de rebeldía sana, el cuestionamiento natural de la adolescencia.

---

[4] Weitzner, A., *El camino hacia la recuperación de anorexia y bulimia*, p. 33.

Así pues, todos los sentimientos y traumas suprimidos desde la niñez, todos los loops mentales* que quedaron tapados mas no resueltos, se desatan por medio de la pareja, que sirve como un espejo para sacar la enfermedad del sueño del olvido en el que había estado.

Él tiende a ser controlador, ella "sumisa". Este tipo de relación está marcada por la necesidad en ella de ser protegida y en él de proteger. Lo que yace en el fondo, el imán que sostiene el patrón, es la combinación mártir- víctima: una especie de sadomasoquismo encubierto, satisfecho indirectamente por el dolor obtenido y causado en la dinámica de pareja.

El caballero con armadura brillante: la víctima enmascarada

Él se cree el galanazo de telenovela, listo para reparar los desastres de su damisela; necesita continuamente rescatar y ser el héroe, disfrazando su necesidad neurótica de rescatarse a sí mismo a través del otro, enmascarando a su víctima interna que siempre tiene la historia de cómo las mujeres no lo comprenden. ***Ésta es la esencia de la relación simbiótica* y co-dependiente, el enganche de dos patologías que embonan perfectamente.***

Dado que Ana nunca encuentra en verdad a ese hombre idealizado, regresa a ser la niña lastimada, en busca de la crisis externa en la pareja para justificar no comer y no convertirse en mujer, perpetuando la fantasía histérica de regresar a esa infancia segura (real o fabricada), corriendo movida por su delirio de perfección y persiguiendo a su eterna necesidad de rescate; logrando únicamente alimentar al desorden alimenticio en remisión, hasta que el síntoma de inanición vuelva a entrar en acción.

El modelo de pareja elegido perpetúa la necesidad de autocastigo aún requerido y, dado que las expectativas irreales nunca son saciadas, él continúa su búsqueda de la perfecta damisela a rescatar, y ella tras el siguiente caballero que la quiera todo lo que ella se odia a sí misma.

El disfraz *chic* de la frigidez

Como la anorexia es el bloqueo constante de la naturaleza instintiva y sensual, la frigidez puede ser bastante usual.

No existen, ni psicológica ni fisiológicamente, los recursos necesarios para despertar el deseo y el apetito sexual. Puede haber desde profundo odio por el sexo, hasta indiferencia o apatía total, algo lejos de ser satisfactorio, una especie de tarea a sobrellevar.

La imagen de Ana en pasarela es la de una niña buena, despertando la fantasía de los hombres con una fijación por las chiquitas delgaditas a las cuales su encanto las hará caer redonditas. El sexo masculino tiende a encontrar en Ana un gran reto, pero una vez conociéndola se arrepienten por completo.

Dado que el cuerpo no reconoce el hambre que es impuesta por uno mismo o aquella impuesta por el entorno, la apatía sexual clásica experimentada en un campo de concentración es la misma que experimenta el que muere de hambre por elección.

Él acaba sintiéndose sexualmente frustrado, corriendo a buscar su reconocimiento y validación como hombre en el orgasmo de la otra mujer que ha encontrado, casada, soltera, *teeny*, madura, una o dos a la vez, lo que sea con tal de saber que es capaz de proporcionar placer.

Él, aliviado de que el problema de la disfunción sexual no está en su incapacidad de complacer, accede a todo los caprichos de su mujer para así poder seguir teniendo los necesitados romances que lo hacen rejuvenecer.

Las cantaletas conocidas

Fulano tiene mucho trabajo, tiene razón de llegar tan tarde a casa...

Ésta es la cantaleta interna que opera las 24 horas del día.

Como tú huyes de la intimidad, su ausentismo te viene genial. Has perfeccionado tu habilidad de bloquear todo cuanto te hace sentir mal. Dado que tus sentimientos reales son demasiado dolorosos de afrontar, eres una maestra en el arte de engañar, y de mil colores diseñas tus mentiras: desde "soy la encantadora social" hasta el "ama de casa aplaudida".

No es que fulano no me desee sexualmente, simplemente llega cansado a casa...

Ésta es de tus favoritas... como a ti en realidad no te gusta el sexo, sino que lo ves como una de tus tantas espantosas tareas de mujer, su cansancio te cae de diez, así no tienes que utilizar el ya legendario "hoy no querido, tengo dolor de cabeza". Quizá en el fondo sabes que sí, efectivamente, como te comentan todas tu amigas, tu marido se está echando a la atractiva, curvosa y ambiciosa secretaria, pero la verdad es que te resulta más cómodo fingir demencia, y así seguir cubriendo tu inapetencia sexual y sosteniendo lo costoso de tu tren de vida. *Que alguien más se haga cargo de sus necesidades afectivas* piensas con alivio, así no tienes que chutártelo. Mientras lo haga discretamente, seguirás jugando a ser una avestruz eternamente.

Alguien tiene que trabajar para mantener nuestro tren de vida...

Tú lo único que quieres en realidad es mantener el *status quo*, pero sobretodo, el *status* social. Para ti es lo único que vale, porque no te enseñaron otra cosa. No has cultivado otra cosa. No te interesa tu marido, te interesa lo que te brinda. Lo quieres a la medida en que te proporcione los medios para obtener lo que tú crees que es "éxito". De manera calladita, ya le diste a entender que está bien que llegue tan tarde, que a ti en verdad no te importa, que lo comprendes, es más, le sugieres que se tome el cuarto de invitados en esas noches en que las juntas se alargan. Ésta es tu manera diplomática de decirle: *Tú me importas tan poco como yo a ti, pero bueno, ya estamos en ésta. Haz lo que tengas que hacer para que la fantasía siga. Yo voltearé la otra mejilla...*

Éste, básicamente, es el callado acuerdo que acaban firmando ambas partes para sobrellevar la desilusión mutua al confirmar que en realidad no se aman, se convienen. Eres la esposa perfecta, la mujer ideal, no te podría abandonar... le aguantarías lo que fuera con tal de no afrontar ese fracaso social...

Mientras él no se meta en mi vida, en mis elaboradas rutinas y ocupada agenda, yo no me meto en la suya.

Sus vidas poco a poco se van disociando más. Tú te echas un clavado en tu ocupada agenda, estás de una clase a otra, corres del tenis a recoger a tu hija (quien parece pesar 200 g), al ballet, le gritas que se calle mientras vas a recoger al niño al karate. Él no habla, no dice una palabra, incluso tú misma no te das cuenta cuando está o no presente, simplemente la semana pasada lo olvidaste dos veces en el súper. Quizá tus amigas tengan razón, la personalidad tan dominante de tu marido sí lo esté intimidando hasta la castración, pero bueno, ya le preguntarás a la *sitter* o a la nana si hay algo raro. Total, tú en realidad no querías tener hijos, te dices pensando mientras ves por el retrovisor... todo lo haces mal, hasta ellos te lo hacen ver.

Sí, están mejor en manos de las nanas, así tus rollos no les harán daño. Cierras los ojos y te distraes con la agenda social de la tarde: el *babyshower* de fulana, la despedida de soltera número tres de sutana, sesión de *spinning*, pilates y finalmente el *cocktail* de la noche.

Comienzas a hacer rutinas para todo, cada vez un poco más elaboradas y más neuróticas. Empiezas poco a poco a comer menos y menos y a ocupar tu agenda cada vez más. En los *cockteles* y fiestas admiran tu extrema delgadez sin parar. Sentir como hasta la talla cero te vuelve a colgar te da un *high* que no quieres frenar. Pero cuando abras los ojos estarás de regreso en el hospital. La trama es idéntica a la de décadas atrás. Y tú sigues siendo la misma adolescente insegura con los mismos rollos de autoestima que no te dejan en paz. ***Qué espeluznante ver que actúas el mismo papel, sólo que con más arrugas en la piel.***

Ana vomitona y el papá solapador

Cuando existe la presencia del síntoma atracón/purga, la dinámica en pareja requerirá de una dosis de sadomasoquismo habitual. Debido a que el síntoma nos habla de una autoestima menor, la dosis requerida de degradación será mayor.

La rebeldía de la adolescencia no está aún resuelta, y la pareja elegida representa el medio por el cual esos enojos revientan.

Un caso de la vida real

Ella es la clásica que está siempre a punto de explotar, su callada hambre siempre a flor de piel; él es el clásico hombre atractivo y exitoso, orgulloso de la presea que representa su mujer. Ella oscila entre el amor y el odio por el sexo, igual que por su cuerpo; la actividad sexual en la relación es a ratos muy intensa y explosiva y en otros totalmente pasiva.

El hombre con el cual ella asocia el éxito es aquel hombre de negocios solvente, pudiente y emprendedor; ella se aplica el mismo medidor, sólo que usando la belleza como su gran arma de manipulación.

Su marido o pareja representa la figura del padre que sí le hubiera consentido hasta su último capricho. Él se la pasa tratando de satisfacerla, de adivinarle cuándo sí quiere y cuándo no quiere hacer el amor, por seguirle el paso a su humor, que es una montaña rusa sin parar... hasta que claro, se cansa, y se empieza a distanciar. Con esto ella regresa a confirmar: todos los hombres me acaban por dejar. La inseguridad de Ana es tal, que las escenas de celos suelen ser la historia de nunca acabar.

Él proviene de un ambiente familiar enfermizamente patriarcal, y al no haber superado nunca el trauma "papá", escoge a la pareja que le reestimule la herida abierta años atrás. Ella viene de una familia en donde el *status* social es relevante; cómo se consiga, no es importante.

Él termina resignado en el trabajo o con la secretaria eventual y ella poco a poco regresa a su desorden alimenticio que nunca pudo realmente dejar atrás.

Existe culpa y vergüenza respecto a la naturaleza instintiva y puede haber desde odio por el sexo hasta un apego enfermizo; utilizando el sexo como un arma para conseguir, un medio para llegar a un fin.

Ana mutilante y el hombre castrante

La pareja de D

D fue una amiga mía que murió de anorexia mutilante. Como he narrado en mis otros libros, conozco pocas historias tan dolorosamente tristes como ésta.

D tenía una cara en verdad despampanante... Como había tenido sobrepeso toda su vida, ella pensaba que la gente la miraba por gordita, y no por lo poco usual y sensual de su cara. Imagina a una mulata totalmente rubia, pero con esa mezcla de facciones. Era la clásica combinación resultante de la mezcla holandesa-africano, y el gen de la familia que siempre se había mantenido callado, surgió en D como nadie hubiera imaginado.

"Soy una negra blanca, rubia, casi albina", decía ella a veces riéndose. Su figura era curvosa por naturaleza,

con una melena abundante y unos ojos penetrantes. D lloraba y lloraba por no tener la genética de su adorada hermana, la esbelta y exitosa bailarina. La hermana lloraba de igual manera por no tener la cara erótica de su fiel compañera.

D era dulce, cooperativa y amante de los animales... Jamás hubieras imaginado la paradoja de su dilema.

Ella descansa ahora en paz... pero te presento a H, el que fue su pareja y de cierta forma le ayudó a poner un pie en el más allá.

H era el prototipo del hombre suizo al que las innumerables reglas del sistema cuadraron casi al grado de la supresión de la naturaleza instintiva.

Callado, introvertido, inteligente y antisocial, H era el clásico hombre convencido de que el amor era algo que no le sucedería jamás.

H tenía apatía por todo lo sensual; su naturaleza instintiva la tenía censurada por medio del eventual consumo de canabis hasta grandes dosis de cerveza, vino o alcohol en general, tambaleándose en la orilla en donde el alcohol es hobbie todavía, y balanceándose en el extremo en donde la anestesia requerida era lo suficientemente bien distribuida.

El hábil malabarismo de aparentemente inofensivas adicciones le proporcionaba diversas distracciones, las suficientes como para no percatarse de lo alarmante del daño y evitando tener un solo amo para continuar así con su autoengaño.

Si se daba cuenta de estar tomando demasiado, dejaba de ver casi de golpe a los cuates con los que compartía el hobbie, y se sentaba en casa a reflexionar con el eventual "chubi". Cuando se daba cuenta que las reflexiones eran demasiado groovies, se volcaba momentáneamente al trabajo. Al notar que ya había logrado varias metas olvidándose consecuentemente de divertirse y de "apapacharse", incidía de nuevo en sus alcoholizadas jarras, que oscilaban de chistosas y tiernas, hasta pesadillezcas y dantescas... y justo en ese momento de desequilibrio, llegaba el esperado "chubi" al rescate.

Y así, H siguió de disparate en disparate...

En una de esas graciosas y encantadoras jarras, una de esas noches "suizas" de carnaval medieval, entre máscaras, antorchas y mágica locura temporal, H conoció a la que en el momento parecía ser su mujer ideal.

D, la despampanante rubia holandesa de cara escultural...

La magia del carnaval obligó a H a acercarse a esa belleza tan poco usual. Él, sorprendido de sí mismo, no podía creer lo fácil que fue librar su timidez inicial. Esa noche platicaron, y por un instante ambos creyeron que habían encontrado la respuesta a su vacío existencial, ese amor faltante que los rescataría de lo patético de su vida real.

A las dos semanas de conocerse, decidieron no renovar su contrato de renta en sus respectivos departamentos y sacar contrato nuevo para compartir uno juntos. Nunca antes había conocido una relación tan racional. Habían firmado un callado contrato de sólo acompañar su soledad.

Él a veces me decía: "D no comía mucho, de hecho no sé si en esas dos semanas en las que salimos antes de mudarnos juntos la vi comer del todo. Como era llenita, asumí que seguía alguna dieta particular en casa, y decidí no hacerle preguntas".

Y ella con su dulce voz reflexionaba...

"H se sentaba a tomar su cerveza frente a mí y no decía una palabra. Podíamos pasar así horas. Él de cerveza en cerveza. Yo jugando con el popote de mi diet coke".

Lo que ambos no sabían era que él era un alcohólico disfrazando su timidez y su inapetencia sexual, y ella una anoréxica perfeccionando la multiplicación mental de calorías hasta convertirla en su ritual habitual.

Eran la perfecta mancuerna de la soledad acompañada. Cada uno sumergido en lo profundo de su respectivo infierno. Sin cuestionamientos. Sin preguntas.

Aún después de años de vivir juntos, nunca tuvieron ningún tipo de contacto sexual. Él malabareaba sus diferentes distracciones y ella continuaba matando de hambre a todos sus instintos. De vez en cuando tomaban algunas cervezas juntos, pero D rápidamente iba al baño a vomitar. Siendo brillantemente inteligente, D se volvió una experta en engañar. H no sospechaba. D siempre le decía que ella ya había comido, pero que gustosa le prepararía algo; a H le era más cómodo creérsela y cenar a gusto con varias cervezas.

El hecho de que D era paulatina y sistemáticamente más delgada, H lo veía como resultado de una disciplina perfeccionada. D tenía una mente sofisticada; quién hubiera imaginado el infierno en el que ardía, el abismo en el que lenta, pero inexorablemente caía.

D deseaba intimidad con H, pero él, siendo completamente apático al asunto, le contestaba siempre que le ausencia de sexo había sido una especie de callado acuerdo entre ellos.

Aquí comenzó la verdadera tortura de D al comprobarse, noche tras noche, que nadie, ni siquiera su pareja, la deseaba, logrando sólo empobrecer más su autoestima devaluada.

El deterioro en H también era notorio. Daba la impresión de estar cada vez más descuidado; cada vez más desconectado, cada vez más hundido en su abandono.

Poco a poco la dulzura de D comenzó a tornarse en callado enojo. Llevaba más de seis años de comer sólo un par de manzanas, de no ser tocada, besada, acariciada, reviviendo una y otra vez todos los traumas de su niñez aunados a los que se causaba mes tras mes.

Desgraciadamente, la automutilación hizo su trágica aparición.

Aquí fue cuando dejó de ser llenita y comenzó a ser de las delgaditas, hasta llegar a ser esquelética; lo impresionante fue ver cómo una anorexia paulatina de seis años, en el séptimo avanzó lo que en los últimos cuatro no había hecho. Los kilos parecían esfumarse por minuto. El color de la piel era paulatinamente más anaranjado por la presencia constante de carotina en la sangre, y esa melena de leona fue desapareciendo.

Hacia el final, D era color zanahoria. No lo estoy exagerando. Eso fue lo más impactante de mi último encuentro con ella. La melena había desaparecido, los labios sensuales de su particular rostro estaban totalmente contraídos... No podía haber pesado más de 25 kilos. No quedaba nada. Absolutamente nada. D era ya un espejismo...

Han pasado más de siete años del suceso, y el vívido recuerdo de lo que sentí al pasar a su lado aún me eriza la piel. Sí... sí existe, estoy segura, un lugar intermedio en donde el cuerpo todavía vive, donde la persona tiene una identidad de su "yo" aún prendida, pero sólo con un par de alfileres.

H ahora vive solo... Malabareando sus adicciones... Nunca realmente cayendo en ninguna de ellas, pero nunca saliendo del callado abismo en el cual se hunde un poco todos los días.

Mía desesperadamente buscando compañía

La cárcel de mentiras típicas de Mía

- No estoy obsesionada de él, sólo me gusta estar al tanto de sus necesidades.
- Yo no busco la atención del sexo opuesto constantemente, soy coqueta por naturaleza.
- Fulano ya no es mi hombre, zutano estoy segura que sí.
- En la siguiente relación está la felicidad.
- Sólo seré alguien si tengo una pareja valiosa.

Y tras estas mentiras y miles más, Mía se crea historias que le confirman su libreto original: el amor es algo que sirve para devaluar.

Mediante estas vivencias repetitivas, de este tipo de relación adictiva, te estás obligando, de una manera bastante tortuosa, a revisar aquello que tú estás convencida que "ya habías superado."

Aparentemente tú saliste del rollo de los desórdenes alimenticios... estás fuera del área de peligro. Pero sólo fuera del área de peligro físico.

Quizás eres de las bulímicas que pueden manejar su vida sin vomitar por largos periodos: meses, incluso años. Hasta que llega la figura, el "galan", que te dé justo en el punto exacto del talón de Aquiles emocional que te hará tropezar.

Podrás engañar a tu consciente, pero a tu inconsciente no podrás engañarlo jamás.

Mía, la noviera en serie...

La bulimia es básicamente el desenfreno y aberración de la naturaleza instintiva jalada por la necesidad de destrucción y degradación alrededor del uso y abuso de la comida.

Esta misma aberración de los instintos puede manifestarse de diversas maneras. Aunque ya no "vomites", aunque ya no incidas, sigues teniendo el asunto del "desenfreno" parcialmente resuelto.

Gran porcentaje de las bulímicas en remisión tienden a estar siempre en la búsqueda del galán idóneo, el eterno "completarme a través del otro", de sus logros, de sus asuntos. Son las clásicas que se juntan cada una a hablar de su rollo, en la compañía de las demás.

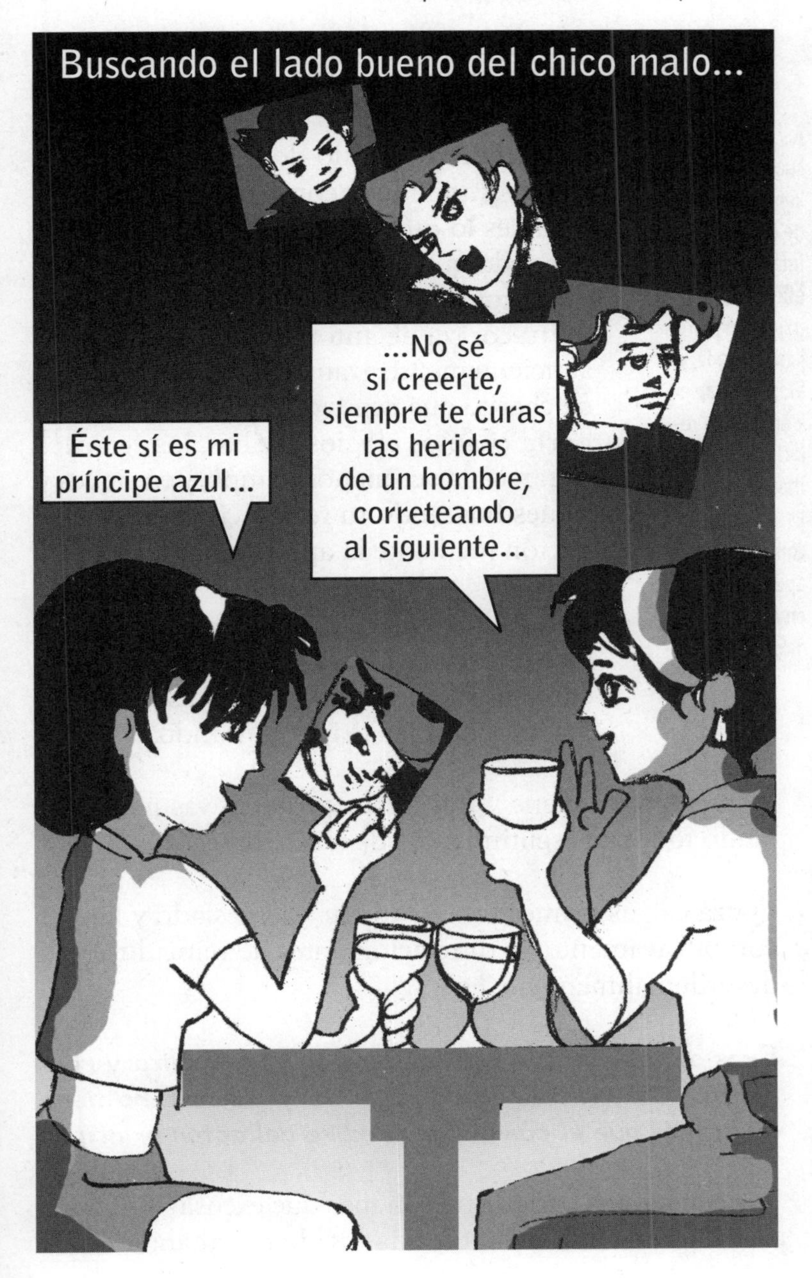
Buscando el lado bueno del chico malo...
Éste sí es mi príncipe azul...
...No sé si creerte, siempre te curas las heridas de un hombre, correteando al siguiente...

Antes comías sin parar, ahora buscas a tu pareja perfecta sin cesar.

Así como suelen comer kilos y kilos de comida en una sentada, pueden ir de pareja en pareja sin parada, y luego sentarse a analizar la relación hasta la madrugada... Es la misma compulsión, apuntalada en diferente dirección.

El verdadero meollo del asunto es que te sigues sintiendo incompleta, insatisfecha. Nada es lo que quieres; no hay novio que te pueda querer lo suficiente; no hay piropo lo suficientemente profundo que penetre tu coraza de autorrechazo, ni halago lo suficientemente grande que haga crecer el chicharito que tienes de autoestima. No importa cuántos elogios recibas, los *ego-caps* duran cada vez menos tiempo, y tú sigues y sigues buscando tu reconocimiento y validación mediante la aprobación del otro.

Dado que es una adicción, siempre necesitarás más piropos, más *flirteos*, más reconocimientos y, mientras más corras tras ellos, mayores heridas te irás causando.

Y truene tras truene y fracaso tras fracaso vas reestimulando todos tus sentimientos de autorrechazo.

Quizá caigas primero en el "tomar" demasiado y hablar compulsivamente de tu relación antes de reincidir en tu desorden alimenticio.

Eres de las que con varios vasos de vino analiza y reanaliza su presente relación, que de "presente" no tiene nada, más que el cambio de nombre del actor principal.

Tus encuentros sociales no son más que excusas para salir a hablar de *él*, de sus necesidades, de tu inhabilidad de llenarlas, de cómo podrías hacerle para que él cambiara, del siguiente taller que les dará las herramientas para descubrir el nirvana en pareja. Sacas la larga lista de "enganches" tras los cuales justificas que éste sí, éste *sí* es el hombre de tus sueños.

Bulto tras bulto de comida tapabas tus fríos emocionales, purgando después tu ira contenida; ahora, galán tras galán buscas tapar el eterno vacío, saciando tu necesidad neurótica de aprobación y cariño.

Estos enganches se pueden llamar de diferente manera: "es que es mi alma gemela", dicen algunas; "es que él sí es mi complemento", dicen otras; y "estamos destinados a ser", concluyen las que ya agotaron todos los otros recursos intelectuales.

Las frases varían, pero lo que yace en el fondo es la justificación perpetua para seguir en la búsqueda del hombre imposible, con la esperanza de que esta vez sí le darás al clavo y serás digna de todo aquello que en tu niñez te fue negado. Pero no sólo no le das al clavo, sino que más te alejas de él; el hueco nunca se llena y la historia siempre termina igual. Tú sola. Tú y tus mil argumentos que narran la siguiente trama cuyo final "desastre" ya está escrito.

Eventualmente llegará un punto en el que tengas que saciar tu necesidad perpetuamente insatisfecha. El alcohol es cada vez más, y cuando te das cuenta, empiezas a parar fumando y, cuando te das cuenta de que estás fumando demasiado, comes, y quizás al principio no vomites, lo ejercites. Luego, cuando vuelvas a caer en esta parte del ciclo, tu cuerpo estará ya cansado, ya no querrás ejercitarte, es más fácil y rápido vomitar; sólo esta vez y ni una más, te repites sin parar.

¿No te aterra la idea de volver a escuchar esta historia de nunca acabar?

¿Consigues desinteresarte de un hombre interesándote en otro?

Tú eres intensa. Las emociones fuertes son siempre parte de tu vida. Tus amigas no necesitan leer novelas, se divierten escuchando tus épicos amoríos. Siempre tienes una amplia lista de galanes con los cuales salir, y siempre te las ingenias para encontrar al que te hará sufrir.

Quizá ya tienes tu desorden alimenticio bajo control, pero tu adicción a la inestabilidad y necesidad inconsciente de castigo, no.

El chavo estable te da flojera. "No tiene personalidad ni carisma", "me lo llevo de calle", son las justificaciones tras las cuales descartas al que probablemente te hará abrirte al verdadero compromiso de amar y hará frenarte de tu necesidad de inestabilidad.

Pero eres una mujer adicta a la conquista, que puede variar desde el aparentemente inofensivo pero continuo *flirteo* (sin consumar la fantasía sexual a través del acto físico), hasta la que va de hombre en hombre y de cama en cama.

Quizá seas de las que siempre tiene a "alguien", un admirador cerca lo suficientemente enamorado de ti que valide tu yo físico, una extensión permanente de tu narcisismo no trascendido.

Uno más que se enamora de mí, uno más que paga por el abandono de mi padre... Son unas de las agendas ocultas tras las cuales justificas tu conducta... Pero te tengo tristes noticias. Puedes conquistar no a uno, a cientos, tu vacío emocional jamás se llenará.

O quizá eres la clásica que le da a la palabra vulnerabilidad una nueva definición, y siempre encuentras a algún incauto que te salve de tu condición. Sabes que en el fondo ese hombre daría su vida por ser tu pareja, pero se conforma con ser tu amigo, el que te escucha quejarte, llorar, y el que tiene que ver cómo te causas dolorosas heridas, pero que nunca tiene las agallas para decirte que lo que en verdad quiere es andar contigo.

Pero no importa qué tan loco pueda estar por ti, saldrá de tu vida en algún momento. Es dolorosísimo ver cómo alguien que amas se destruye poco a poco. Por dignidad acabará dando un paso atrás y dejará por fin de rescatarte, con la esperanza de que comiences a rescatarte tú misma.

La irresistible fascinación por los chicos malos

Quizás eres experta en proporcionar cariño a los chicos malos y necesitados, los llamados "casos perdidos", los "desahuciados", por lo general con adicciones propias y en cuyas historias te pierdes abandonando tu propio camino. *Para no ver tu adicción, tratas de curar la del otro.*

Es justo aquí en donde la teoría tradicional psicoanalista de que buscarás exactamente

Dado que la bulimia es una enfermedad por naturaleza sobajante, la persona con el síntoma, ya sea activo o en recuperación, buscará usualmente al chico malo que satisfaga su necesidad de degradación.

a la figura que te recuerde a tu madre y/o padre alcohólico y emocionalmente inaccesible que nunca rescataste se hace evidente. Eres movida por una doble fantasía, la que cree que rescata, buscando rescatarse a sí misma mediante la salvación del que por x, y o z siempre acaba abandonándote como a una inútil marioneta.

La trabajólica/multilogros y el alcohólico social

No es que fulano tome demasiado,
le gusta la fiesta y es muy sociable.

Ésta es la cantaleta interna que más te repites. Te vuelves una experta en justificar su conducta. Nada mejor que una meta laboral elevada para tener la razón perfecta para desviar la mirada...

Pero tu pareja llega cada vez más tarde a casa; tú pretendes ignorarlo, te sumerges en el trabajo para no ver su ausentismo. Cuando entras a casa, el departamento se siente vacío.

La ausencia tan presente de todo lo que creíste que algún día llegaría hace un ruido espantoso. Pones música relajadora, algo lírico que llene tan agudos vacíos. Te ves en el espejo. Desmaquillas tu tristeza. Te metes en la tina. Cierras los ojos. Dejas que tu fantasía te lleve a ese mundo que crees que tienes, aunque sea sólo flotando en la nubelezca espuma de tu caliente baño y de tu copa de vino. ¿Por qué no tengo el valor de irme? A ratos sale a flote tu conciencia, pero con un trago y un cigarrillo tratas de callar a tu Pepe

Grillo que te pide termines con tu indecisión disfrazada de "paciencia".

Cada vez estás más insegura, más necesitada de piropos en la oficina, dos propuestas indecorosas en una semana, *¿coincidencias? O la respuesta del hada madrina.* Pero en el fondo, sabes que eres una versión muy triste de Ally Mc Beal, que entre junta y junta va fantaseando con su *happy meal*, el romance con la galleta que dejó sin comerse el que se parece a Ryan O'Neal y que luego llega a su escritorio cargada de adrenalina y testosterona a tratar de callar su hambre a la Cruela de Vil.

Toda esa energía y descarga de adrenalina que el inocente coqueterío te proporciona, te da *cuerda* y motivación para ignorar el alcoholismo de tu pareja.

Él ya no te desea ni te odia, sólo te resiente. Tú quizás aún lo quieres, pero ya muy en el inconsciente y ambos están en ningún lado realmente.

Él se vuelve más retraído... los silencios pasan de ser de respetuosos a una forma de castigo; tú te sientes cada vez más rechazada, orillada a buscar reconocimiento en la siguiente meta profesional o cita de trabajo disfrazada. Él no te dice nada, te cree la coartada, ignorando todas sus corazonadas..., su alcoholizado engaño no le permite ver detrás de la fachada y del "no pasa nada".

Sé que las cosas no son lo que yo pensaba... te dices tratando de aliviar tu dolor en la cama vacía todas las madrugadas. *¿Acaso los votos que intercambiamos en la boda no significaron nada?*

Puedes empezar a justificar la situación de todo tipo de maneras, oscilando entre *fulano es un desgraciado* a *yo soy la del problema*. Comienza la verdadera melancolía... más allá de la exaltación o el coraje de ver extinta tu fantasía. Queda sólo la tristeza de que te metiste en otro laberinto con toda certeza. Escogiste a la pareja que te haría sentir la misma soledad y abandono de tu niñez... *no lo puedo creer...* reconoces llorando, *¡me lo hice otra vez!*

La bulímica y el alcohólico: la "mancuerna perfecta"

Dentro de las diferentes combinaciones de adicciones que pueden darse, la mancuerna bulímica-alcohólico es la que más suele gestarse. Comer y luego vomitar es para el bulímico lo que tomar y luego tomar para olvidar es para el alcohólico. La comida surte el efecto anestesiante del alcohol. El proceso de liberación es satisfecho en el bulímico por medio de la purga, mientras que el alcohólico tiene brotes emocionales, en ocasiones violentos.

Ambos liberan la tensión de la mala relación por medio de su respectiva adicción.

Él sale de parranda mientras ella va de McDonald's a Burger King. Él hace alguna tarugada que nunca confiesa y ella vomita en algún lado antes de llegar a casa...

El sexo en dicha relación suele ser un arma de control. Como en ambas partes existe inhabilidad para llegar a la verdadera intimidad, la tensión constante generada dentro de la relación asegura que siempre exista distancia que impida abrirse de corazón. El sexo no sirve como un vínculo de unión, sino como una manera de liberar la tensión. Por ello se vuelve tan intenso y gratificante, perpetuar la existencia de peleas explosivas para asegurar otra probadita del éxtasis tonificante.

Este tipo de pareja se caracteriza por crear conflictos para generar la necesidad de la reconciliación sexual que los mantiene unidos. La pelea se convierte en la avenida para llegar al punto de contacto.

Como en ambos hay una adicción por la evasión, distanciamiento e inhabilidad de comunicación, las peleas y la sucesiva reconciliación se convierten en el único lazo que sostiene la relación.

Conchis

Conchis, triste y deprimida atrae a chicos malos que destruyen su autoestima; se esfuerza tanto por agradar a los demás, pero es la eterna víctima a la que todo le sale mal.

Ella siempre da de más, despertando el deseo en el otro de abusar. A menudo cruza la raya de la complacencia al empalagamiento, y ella no entiende por qué siente tanto agotamiento.

Cuando los demás acaban relacionándose con ella, es bajo el callado acuerdo de que Conchis paga por no ser la bella, alimentando sólo su callada hostilidad y el vacío interno que no conoce final.

Comparte su tiempo con el hombre que le hace el favor de estar con ella, convirtiendo su vida en una amarga condena. El galán sabe de su pavor al abandono y con esto la chantajea, convenciéndola de que nadie más que él en esta Tierra la desea.

ɔnchis se va hundiendo en su tristeza, hacer cualquier ɔio le da demasiada pereza. Hará lo que sea con tal de ˌer abandonada, no importa cuánto sea pisoteada.

Detrás del telón con la mujer adicta al atracón

Tú sientes que debes estar agradecida de que alguna persona esté contigo, y más rápido que aprisa firmas el callado acuerdo de que estás a su disposición.

Tu exagerada generosidad hace que todos tiendan a abusar. Te sientes completamente vacía; te la pasas complaciendo a todos todo el día. Tu relación de pareja es a veces tortuosa, pero consideras el simple hecho de tener a alguien, como una obra milagrosa. Comienzan los malos tratos... tú acabas siempre pidiendo perdón primero, echándote la culpa, el clásico *no me dejes, sin ti me muero.*

Él, al descubrir cuál es tu talón de Aquiles emocional, te dirá cruelmente que te aguantes, porque nadie más te querrá, alimentando tu pavor a la soledad. Tú, convencida de que él es sabio y tiene toda la razón, te le acabas poniendo como su fiel trapeador. Él, jugando hábilmente con tu pavor al abandono, consigue tenerte bien amenazada, lo suficiente para que tú sigas aguantando sin hacer nada.

Y así vas soportando insultos y degradaciones, incluso abusos con repercusiones, reviviendo una y otra vez los mismos traumas de tu niñez.

Secas tus lágrimas de la última golpiza, lo que vives a puerta cerrada no lo cuentas ni en misa... Tú *no* te convertirías en el patético rol de "la mujer maltratada", te lo jurabas de niña cuando tu padre soltaba alguna bofetada. Pero lo único que cambió de tu antigua casa fue la fachada, porque tú sigues con hombres que te dejan la cara hinchada. Todo lo amargo de tu niñez de lo que venías huyendo es justo el mismo hoyo en el que sigues metiéndote.

Abres el refrigerador para consolarte..., un poquito de azúcar, algún reconfortante. Comes aprisa sin sentir lo salado, ya no registras la cantidad de lágrimas que caen sobre tu helado.

Y así, día tras día repites tu agridulce pesadilla. Consideras dejarlo, basta de cumplir la vieja profecía. Pero, ¿adónde me iría? Piensas, mientras te preparas una golosina. Más vale algo malo pero seguro, *no volveré a provocarlo, lo juro.*

El pavor al abandono

Probablemente fuiste abandonada por tu padre...

Creciste en un hogar donde tus necesidades de amor y cariño no fueron satisfechas. Te volviste una experta en complacer a los demás; tu valía y razón de ser se centraban en con qué y cómo podrías hacer a otro sentir bien. Tienes una necesidad compulsiva por complacer constantemente, para ver si así te ganas la aprobación de la gente. Atraes a personajes que siempre te degradan, y tú terminas atracándote hasta la madrugada, cubriendo tu miedo de volver a ser abandonada.

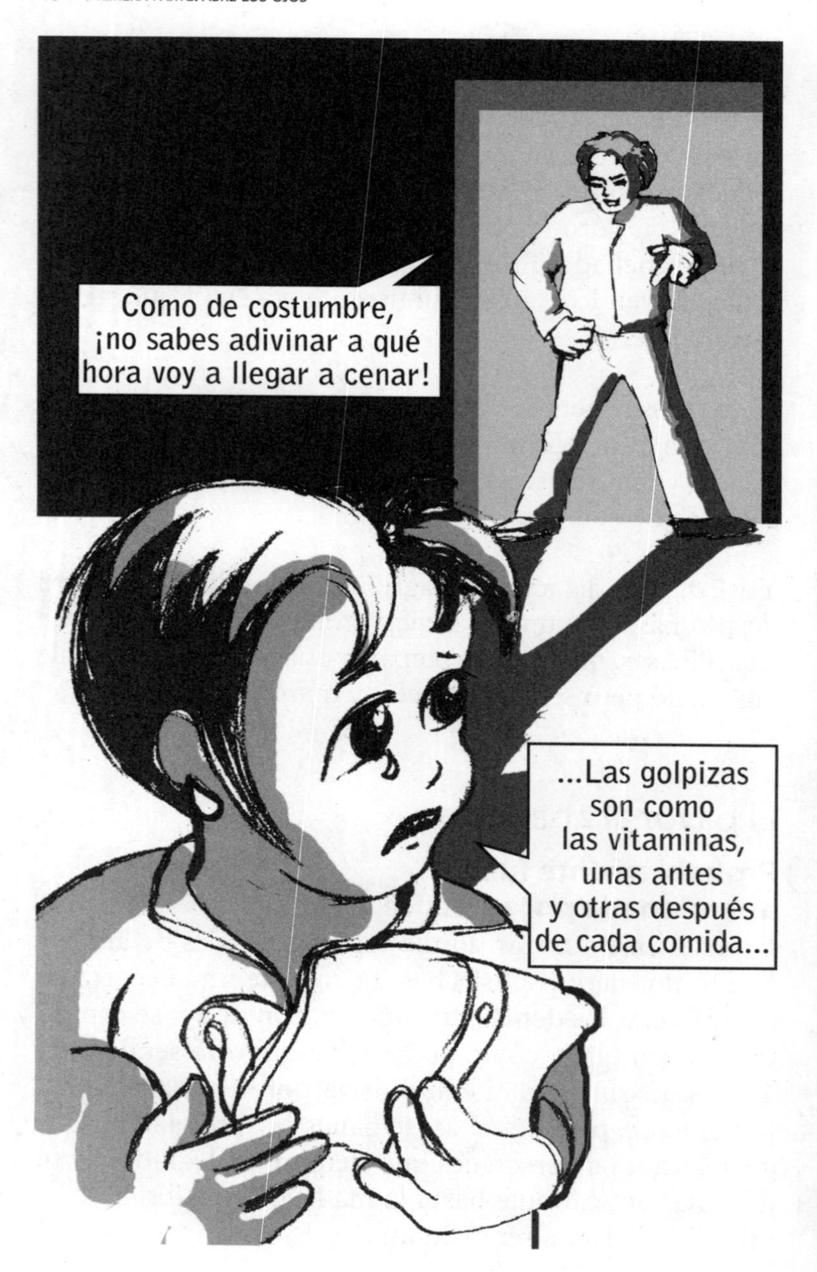
Como de costumbre, ¡no sabes adivinar a qué hora voy a llegar a cenar!
...Las golpizas son como las vitaminas, unas antes y otras después de cada comida...

Si tan sólo me esforzara un poquito más, lograría hacer que fulano me deseara más. Pero fulano siempre llega tarde a casa, dejándote con la cena preparada y, con descaro, te dice que des las gracias por siquiera estar acompañada. Tú sonríes y le calientas la cena, recordando el acuerdo interno de que ésa es tu condena; servirás y aguantarás con tal de no enfrentarte a la soledad.

Pero cuando estás sola comes y comes sin parar, los nervios que la conducta de tu pareja te desata no los puedes controlar. Pero no hay comida suficiente que llene el hueco que sientes eternamente.

Vives constantemente deprimida y ves en la comida tu única salida. Te escondes al ingerir tu dosis de anestesia, te avergüenza que otros vean cómo adormeces tu conciencia. En el fondo te sientes poco merecedora y, para encubrirlo, complaces a todo mundo, a toda hora.

El romance con la comida

Tienes un amor de tiempo completo

Los conflictos que creas en tus relaciones personales aseguran que sigas cayendo en los atracones tradicionales.

Pelear con tu pareja o con cualquier otra persona se convierte en la avenida que te acerca más a la comida.

Buscas inconscientemente la fricción, para así poder crear la pelea y sucesiva reconciliación, la cual siempre festejas con un atracón, o con el que te consuelas si te topas con otra desilusión. Pelea tras pelea alimentas tu círculo vicioso, pero mientras sigas acompañada se te hace dolorosamente chistoso.

Y cuando fulano empaca y se va, tú sientes la muerte del fracaso total.

La pareja que Conchis tiende a elegir... es aquella que la degrade y la haga sufrir. El novio suele ser igual de compulsivo, sólo que con otro tipo de evasivas...

- Tendencias alcohólicas
- Demasiado gusto por la pornografía
- Abuso del alcohol y de otras sustancias adictivas

La promiscuidad y la apatía

Conchis tiende a relacionarse ya sea con hombres igual de compulsivos que ella o con aquellos que son totalmente pasivos. Ella come mientras él ve el televisor. La relación se caracteriza por lo similar de sus respectivas adicciones; ambos inmóviles, inmersos en su apática distracción.

Ella, bulto a bulto de comida se tapa todas sus heridas; él sacia su fantasía con revistas y revistas de pornografía.

Sus vidas son soledades acompañadas, cada uno sufriendo la lenta bajada hacia el abismo de la soledad callada.

La caída

El mago de "O"

El irresistible joven y ambicioso profesionista.

Inteligente, guapo, carismático y de corazón sensible, O es un cuate envidiado por muchos otros. Mientras no tuviera pareja, todo en su vida era armonía. Sus metas en el trabajo no sólo eran cumplidas siempre, semanas antes de la fecha límite, sino que sobrepasaban las expectativas de su demandante jefe.

Sólo bastaba que O se fijara en alguien, para que esa mágica estabilidad y productividad valiera gorro, y dado que siempre sucedía (y cada vez más rápido), las relaciones eran intensas y tormentosas, y una siempre más fugaz que la anterior.

Las conquistas de O eran siempre aplaudidas y, su drama personal, el más esperado chisme en la cafetería del mega corporativo suizo.

Como esto empezó a volverlo más popular de lo que ya era, O comenzó a perder el toque que lo hacía irresistible: su sensibilidad.

De tener siempre agridulces historias que narrarnos, pasó a contar tortuosos relatos de mujeres que no paraban de asediarlo, presionarlo y amenazarlo; una versión muy *light* de atracción fatal, vivida en episodios, siempre con una distinta *femme fatale*...

Por precaución, yo siempre había mantenido una segura distancia de O, pero un día me lo encontré sentado solo en un rincón de la cafetería, tratando de cachar los únicos rayitos de sol de esa grisácea tarde.

Un centavo por tus pensamientos, le dije, sacándolo de su profunda reflexión. Se sonrió y volteó a verme... No dijo nada, sólo siguió sonriendo y suspiró. Finalmente rompió el silencio. *Qué paz da la luz, ¿no lo crees?*, y me miró, lo que pareció ser una eternidad. Después una característica sonrisa seductora esbozó su rostro. *Mira*, me dijo, *yo sé que no te simpatizo. ¿Por qué?*

No sé si fue la mágica luz de invierno, o lo poco común del momento, pero me sinceré con él de inmediato. *Lastimas cruelmente a las mujeres, y lo sabes*. Y con esas palabras me volteé orgullosa de mi rol de abogado defensor.

No puedes lastimar a quien no desea ser lastimado. Me contestó él, igual de directo. *Touché*, pensé, y me quedé callada unos instantes... Me distraje con el paisaje... *Sí, efectivamente, así es. ¿Pero no te da flojera jugar ese rol? ¿No te da pereza hacer el papel llamado "daño emocional ambulante, la eterna herida de la cual una debe recuperarse? ¿No te da toda la flojera de este planeta? ¿En qué punto exactamente detendrás tu casanovismo?*

Se hizo un silencio tan fuerte que llenó de momento toda la cafetería.

Después él rió seductoramente, y pegó su cuerpo detrás del mío, *y tú, querida... ¿qué espejeas en mí?* Me dijo ronroneándome detrás del cuello.

Miré hacia el suelo moviendo la cabeza de un lado a otro, sentía estar jugando ajedrez mental con un lobo seductor.

Mi enfermo deseo de querer salvarte..., de ser tu contraparte, la que sí te hará abrir los ojos, la que te ayudará a comprender lo que es amar. Vaya broma..., pero ésa, amigo mío, es la adicción de la mayoría de las mujeres. Suizas, mexicanas, rusas, las que quieras. Tú conoces a la mujer, en verdad la cautivas, y la usas, porque tú también tienes esta necesidad íntima no saciada... y así vas, tras una conquista, y luego otra más, pero siempre es el juego de nunca acabar; por eso me alejo y me protejo de tu energía. Eres una herida que por autoestima básica ya no me haría. Mi matrimonio fue una corta broma, tierna, pero una broma. Hacerlo una vez se llama experiencia de la cual se aprende. *Hacerlo dos, se llama masoquismo puro. Te pido que no te me acerques más.*

Hay algo en tu aroma, me dijo casi murmurando, *y en el sentir de tu cadera, eres un cuerpo al cual deseo enredar el mío*. Suspiró y se retiró unos milímetros mirándome a los ojos. *Una cena. Sólo una cena. Esta noche... es más... salgamos ya de la oficina... tenemos sólo hoy. Prometo ser un caballero. No haremos nada. Sólo quiero estar cerca de ti. En verdad, sólo quiero tu energía. Detrás del rush de adrenalina, me das una paz que no conozco y anhelo, y que me pone nervioso de una manera que no conozco... frente a ti me siento como un niño desenmascarado y vulnerable.*

Sonreí ante la imagen. Sí, ésa era justo la vibra que ahora sentía en la espalda... en unos instantes pasé de sentirme con un lobo casanova a estar con un niño hambriento de cariño.

Esto precisamente es de lo que estoy hablando, O. Despiertas en la mujer una necesidad de querer ayudarte, porque sé que sí te sientes vulnerable, sé que una parte de ti sabe que no importa a cuántas mujeres persigas, siempre te sentirás vacío una vez consumada la conquista. Lo estás haciendo. Lo estás haciendo ahorita conmigo. Esto, por favor, aquí es donde termina. Escúchame bien, le dije lenta y profundamente. *No me moveré. Tú retirarás tus manos de mi cadera, retirarás tu cabeza de mi cuello, caminarás hacia atrás y me soplarás un beso de despedida.*

Siendo O el caballero que era, hizo exactamente lo que yo le había pedido... y me quedé sola respirando mi deseo frustrado durante eternos minutos después de escuchar cómo se cerraba la puerta. Fue de las tardes más improductivas de mi excitante carrera de banquera.

Encuéntrame afuera de la oficina ahora, decía el título del *e-mail* que me esperaba en mi computadora, y el mensaje, obviamente estaba vacío.

Mira, le dije a la cara cuando salí al estacionamiento, *te doy 30 minutos de mi tiempo, en la cafetería de la estación central; llegamos ahí en cuatro minutos. Para cuando nos den la mesa habrán sido ocho. Tienes exactamente 22 minutos para hablar. Y eso es todo, todo lo que llegará a existir entre nosotros. ¿Estamos?* Lo miré a la cara con firmeza.

O miró al suelo, suspiró y subió la mirada. *Es mucho menos de lo que hubiera querido, pero seguir hablando sólo nos hace perder valiosos minutos*, me dijo tomándome del brazo y acelerando el paso.

El café estaba casi vacío. El sol aún pegaba. Tomamos una mesa en la parte posterior, lo más aislados posibles.

Sin rodeos, le dije, *hay algo que* tengo *que saber...* ¿Por qué seduces a las mujeres sin parar? ¿Por qué lo haces? ¿Qué te mueve?

Hay algo en mí me dijo, con voz ronca y profunda, *que genuinamente ama a la mujer. Su olor, su esencia, su dulzura... sus curvas... la ausencia de ellas. Toda mujer tiene ese algo que la hace ella... única, y yo se verle* ese algo *a toda mujer. Ese, diría yo, es el toque casanova.*

Lo miré unos instantes. La resonancia de sus palabras me dejó quieta. *Sí*, le dije finalmente, *conozco esa cualidad... mira que la conozco bien.* Le dije moviendo la cabeza de un lado a otro. *Me casé con un hombre igual. No es que mi ex sea el más guapo, no, pero sí tiene* eso *que encuentra otro* eso *en la mujer. La que sea. Mi ex podría encontrarle el lado erótico virtualmente a cualquier mujer. Consecuentemente, toda mujer lo encuentra de tiernamente irresistible, juvenilmente incontrolable, hasta un lobo casanova...*

Miré mi servilleta y jugué con la espuma de mi capuchino. Miré a O, parecía estar lleno de vacío.

Suspiré mientras miraba mi reloj. *Mira O, sé que eres una lección. Te lo dije en la oficina. Una vez se llama tierna experiencia; dos, masoquismo. Pero en verdad, no sabes cuánto agradezco tu sinceridad.*

Creo que una parte de ti sabe que tienes una adicción, pero no sabes cómo detenerte. Por eso me pediste salir hoy. Buscas que sea tu ancla estabilizante que te salve de ti mismo. Te repito: una se llama dulce experiencia; dos, masoquismo.

Busca ayuda. Una parte de ti sabe que tiene un problema. Sabes que por saciar tu ego te estás cargando un mal karma. Suspiré profundo. *En fin, gracias de nuevo por ser la prueba que fuiste. Creeme que voy a pensar en esto un buen rato. Espero que tú hagas lo mismo.*

Y tras esas palabras tomé mi abrigo y me fui sin mirar atrás.

Dos meses después, O fue transferido de casa matriz Zurich a la subsidiaria en Londres. Ahí descubrió fetiches, rituales y otro tipo de distractores sexuales...

Literalmente, ya ninguna mujer era suficiente.

Han pasado cuatro años de que me enteré de esto. Me pregunto, dónde estará ahora...

....

La alcoholizada bajada

Un bar...

Soledades amontonadas confundidas por el alcohol... pensando que han encontrado el amor, si no, por lo menos un *quick fix* temporal, el alivio pasajero del *one night stand*[5].

En un bar, ¿cuál es la diferencia entre un chavo guapo y uno feo?

Un par de *drinks*. A la hora número x, al trago número z, todo mundo podría ser tu príncipe azul. Conforme pasan las horas tus expectativas van bajando, hasta que ya lo que sea te serviría para tapar tu espantoso frío emocional. Estás dispuesta a pagar cualquier precio por ser una de las chavas que "son capaces de ligar algo".

Para validar tu ego acabas causándote dolorosas heridas.

No lo olvides: cuando estás hambrienta tomas las peores decisiones.

---

[5] Definición: Ligue de bar con el cual entablas una relación sexual de una noche.

Ligues de bar

Él está casado, pero se quitó el anillo antes de entrar al lugar de cacería de costumbre. Si hay algo que abunda en esta ciudad son adolescentes, jóvenes y mujeres adultas confundidas, vacías y hambrientas de cariño.

El cuate que con su copa merodeó y merodeó la mesa, por fin llegó a decirte, que eras la elegida. Se siente tan bien sentirse querida, deseada, y lo suficientemente embriagada para bloquear tus corazonadas. Aunque dice que lo que quiere es conocerte, no deja de ponerte la mano encima. Tú, totalmente alcoholizada, no sabes qué debes hacer.

Te paras zigzageando al baño... ves que otros se meten coca... *con un jalón se te baja la jarra,* te dice una chava mientras se limpia el resto de cocaína de la nariz. Tú, tambaleándote, no sabes qué hacer... si vomitar, darte un jalón de ese algo que parece polvo mágico, seguir cazando en la pista o regresar a la mesa a seguir platicando con Javier –o ¿era Joaquín? Qué importa... *jotas más jotas menos... todos los hombres son iguales*, piensas mientras te echas agua en la cara.

Cada vez llegas más tarde y en casa parece importarles cada vez menos. Ha habido días en los que no llegas del todo y, por lo visto, ni cuenta se dieron.

Mientras menos te ven en casa, más buscas que algún hombre -el que sea- lo haga.

Para los demás, tu conducta puede ser muy obvia, pero la gente no se atreve a decirte nada. Sólo "golfa" a tus espaldas.

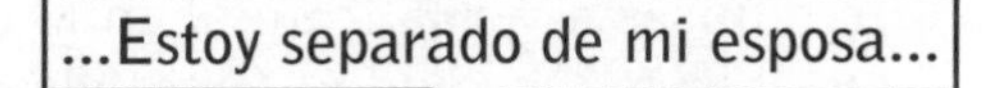
...Estoy separado de mi esposa...

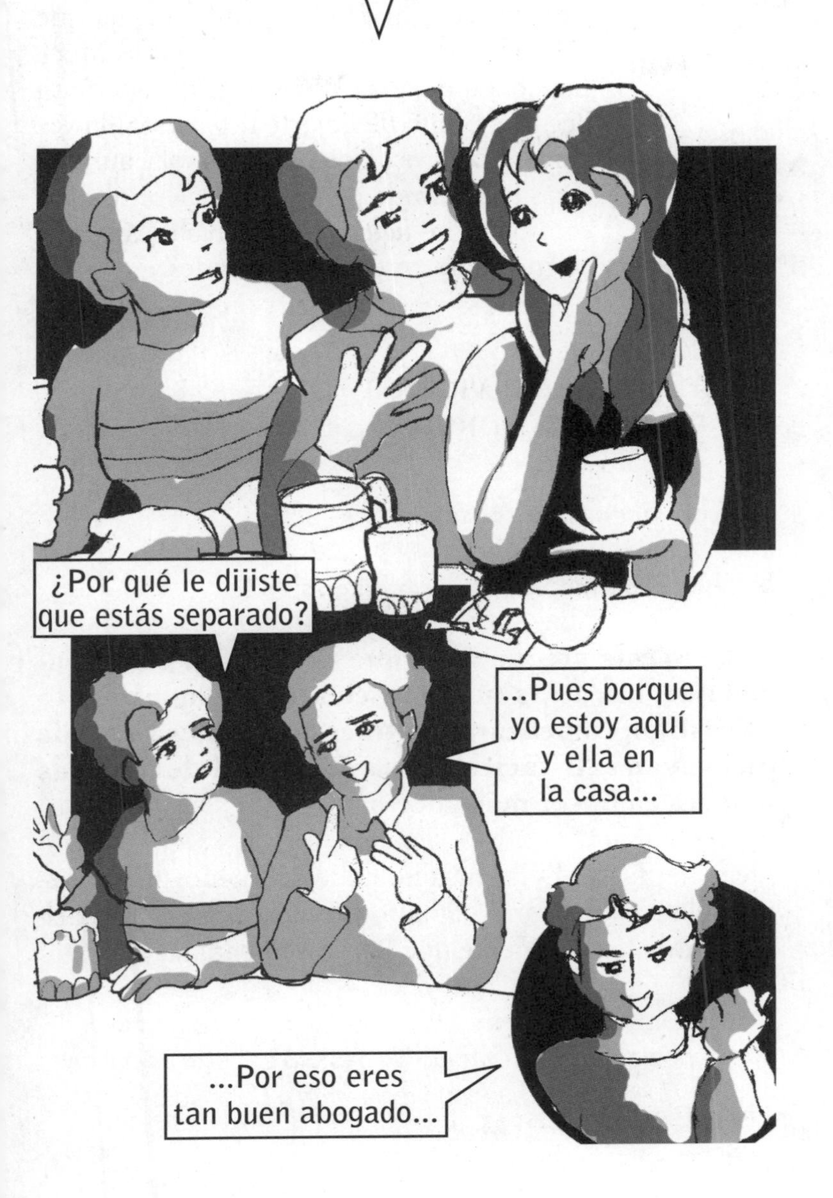
¿Por qué le dijiste que estás separado?
...Pues porque yo estoy aquí y ella en la casa...
...Por eso eres tan buen abogado...

> Mientras más tratas de tapar tu frío emocional, más profundamente vas abriendo las heridas que sales a curar los fines de semana.

Te rehúsas a ver la trampa en la que caes cada vez más seguido... Creas vivencias repetitivas con tal de recibir una migaja que mitigue tu hambre de reconocimiento y cariño. La dosis de alcohol requerida para llegar al punto de dejarte llevar es cada vez mayor. Cada vez te sientes más sola, aunque estés rodeada de gente. Ni el alcohol ni la comida ni los *ligues* te ayudan a escapar del eterno vacío en el que te hundes.

¿Cómo pude ser violada por mi propio "amigo"?

¿Dónde vibra tu inconsciente?

Sí, ¿hacia dónde estás "sintonizada"?

Te hago esta pregunta porque es vital que comprendas que, mientras tu inconsciente esté hambriento de castigo, comenzarás a atraer personajes a tu vida que vayan satisfaciendo esa necesidad de dolor de manera cada vez más nociva.

¿Te acuerdas de D, la chica holandesa? Bueno, más o menos a la par de cuando la automutilación hizo su aparición, tuvo este incidente que la cambió para siempre.

> *...Vamos, acompáñame, salgamos esta noche, tengo mucho tiempo de no ver a mi amigo. Sólo estará en Suiza un par de días, y luego él y su hermano regresarán a Holanda... Ándale, vamos, podría ser divertido...*

Se oía la voz de D vibrante por el teléfono. Yo no tenía, en realidad, ganas de salir ni con un galán ni con nadie. Pero decidí hacer el esfuerzo con tal de complacer a D. Pocas veces la había visto entusiasmada por algo.

Me metí a la ducha... puse música... mi ánimo subió ligeramente pero, de repente, de un segundo a otro, me entró un sueño incontrolable. Como si alguien me hubiera quitado las pilas. Así, de golpe. Nunca antes me había pasado. No me sentía mal, no me sentía enferma, mas sí me sentía con apenas las suficientes fuerzas para llegar a mi cama y dormirme.

Llevé el teléfono conmigo. Llamé a D. *No sé qué me pasa,* le dije, *pero no puedo mantener los ojos abiertos. Deja echarme un sueñito, aunque sólo sean unos quince minutos... ya estoy arreglada. Cuando estés por salir, llámame para que me despiertes.*

Y con esas palabras me sumergí en un sueño absorbente, casi paralizante. Recuerdo que el teléfono sonaba, pero yo no encontraba las fuerzas para salir del sueño en el que literalmente sentía que me ahogaba. El teléfono volvió a sonar, y lo alcancé a tomar. *¡Arriba, bella durmiente!, ¡vámonos!* escuchaba la voz de D por el otro lado de la bocina, pero como si hubiera una capa de algo separándome de la realidad. Finalmente encontré la fuerza para hablar. *D, lo siento, en verdad. No sé qué tengo, pero no puedo salir de mi sueño. No puedo mantener los ojos abiertos... No puedo ir esta noche contigo.*

Apenas alcancé a escuchar la dulce voz de D deseando que me sintiera mejor y las risas de sus amigos en un fondo lejano.

Y así, ya sin poner ninguna resistencia me entregué a los brazos de mi sueño incontrolable...

Al día siguiente desperté fresca... Reí de mí misma mientras me despintaba los ojos y me quitaba mi súper atuendo arrugado. Me preparé un café... El teléfono sonó y era D. No recuerdo la conversación, pero básicamente me contó que había sido violada. Demasiado alcohol, demasiados *joints, demasiados si's pero no's,* demasiados *no me toques, para..., no, eso no...*

Finalmente D terminó su dantesco relato. Yo ya no estaba escuchando... estaba reviviendo en mi mente ese *algo* que parecía empujarme de regreso a la cama, viendo claramente de lo que me estaba previendo.

Enseñanza del caso

D, al estar unida con un hombre inapetente sexualmente, tenía una lista permanente de deseos insatisfechos. Su inconsciente vibraba en la frecuencia del autocastigo y el dolor, y la experiencia que tuvo vibraba en la misma resonancia. Por piedad, date cuenta de la importancia de saber hacia dónde sintonizas tu frecuencia.

En cuanto a mí... Pasé un rato en la tortura del hubiera... *Si yo hubiera salido con ellos, hubiera sido diferente la historia... o nos hubieran violado a las dos. Si yo hubiera salido con ellos, quizá hubiera sido una bonita velada, D no hubiera sido violada, no hubiera caído después tan duro en la automutilada y yo no me sentiría como una hija de la fregada.* Después de pasarme así un par de meses, en verdad, en el viaje ácido de la culpa, comprendí al fin que por algo era que a mí no me tocaba vivir esa experiencia, y que D tenía su camino y yo el mío. Por más triste y duro que suene. Agradezco a mis instintos e intuición por haber sido el perfecto dueto en acción, uno mandando la señal y el otro poniéndome temporalmente fuera de circulación. Finalmente fui capaz de perdonarme por no haberle podido ahorrar a D esa experiencia.

No obstante, podrán pasar años, décadas y vidas y seguiré suspirando con nostalgia por lo lento y doloroso de su muerte pero, sobre todo, por el tesoro inexplorado que fue su vida. D amaba a los animales... quiero pensar que su ser ahora es un ave en libertad... Sí, así la quiero recordar, con alas para volar.

El *date-rape*[6] no es poco usual, pero las víctimas rara vez lo reportan precisamente porque en la mayoría de los casos hay intoxicación de ambas partes. En verdad, te lo repito, mientras tú vivas en la degradación y en la agresión, atraerás a los personajes que satisfagan tu adicción, justo en esa misma proporción.

Formas enfermizas de llamar al ser amado

Crearse accidentes

L, a sus recién cumplidos 30 años había mantenido inactivos sus síntomas de anorexia y bulimia por más de seis años. En uno de sus múltiples viajes conoció a P, y más rápido que aprisa, las flamas del romance intenso llevaron a ambos a pensar que esa era una relación que podía funcionar. Pero, más que una armoniosa pareja, era

[6] *Date rape*: violación cometida por el hombre con el cual se salió en una cita voluntariamente. Por lo general es un conocido. Tiende a haber alcohol y en ocasiones otras drogas, abriendo la zona gris de determinación si hubo o no una agresión.

evidente para todos, menos para ellos, que esa relación era muy física y tiernamente espontánea, pero lejos de ser madura.

Y así, sin decir "agua va", L se lanzó a vivir con P a su país...

La adaptación a una nueva cultura, el primer año de matrimonio y el despegue de una nueva carrera, mantenían a L más que ocupada. Lo suficientemente como para no ver que su marido era en realidad un poco más que sólo divertido, sino un alcohólico social.

Como L quería creer que eso podía funcionar, prefirió ignorar todos los síntomas, metiéndose más profundamente en su ámbito profesional.

> Llevaba un mes y medio en mi nuevo trabajo, el proyecto se había mudado de ciudad y yo viajaba todos lo días de ida y de regreso. Comenzaba a sentir la presión por dominar el idioma y adaptarme a un proyecto internacional en la industria bancaria, la cual era totalmente desconocida para mí. Un día, saliendo de una junta, vi que el foco de mensajes de mi teléfono se encendía. Aunque ya iba con el tiempo medido algo interno me dijo que escuchara mis mensajes... Eran tres. Todos de P. El primero decía: "no me siento muy bien, llámame cuando puedas". El segundo, sólo minutos después, decía: "me estoy sintiendo peor, el dolor de estómago no para". El tercero decía: "estoy vomitando sangre".
>
> Salí disparada a casa, lo recogí y de ahí nos fuimos al primer hospital. P, resultó ser, tenía sangrado de úlcera. A sus 29. Causa: alcoholismo.

La pálida tarde de febrero le ponía un toque melodramático a la escena... No sabía si reírme o llorar... "me casé con un alcohólico", finalmente reconocí con amargura. Todo aquello que quería evitar de mi niñez, estaba aquí, frente a mis ojos en una fría sala de hospital.

Con un suspiro me armé de fuerzas para entrar al cuarto a verlo.

"¿Estás molesta?", preguntó con voz de niño regañado.

"No sé qué decir", le dije un poco distante. "Tenemos problemas serios. Esta cama de hospital claro nos dice a ambos que andamos bastante mal. Tú contigo. Yo conmigo. Tú tomas, yo no salgo de la oficina. Nuestra interacción es nula. ¿Qué sigue? Y me solté a llorar... harta, cansada de ser la inteligente que siempre se las ingeniaría para encontrar la solución o la salida..."

El "jalón de orejas" de aquel incidente transformó, aunque sólo temporalmente, a P. En los meses siguientes se volvió el marido ideal. Al mes y medio L fue sorprendentemente ascendida, ganándose el derecho a tener tutor privado de alemán en la oficina. Esto, aunado a la emoción del cercano viaje para celebrar la boda frente al mar, les dio algo por qué luchar.

La ceremonia fue sencilla y conmovedora... Y por unos instantes, L volvió a creer de nuevo, a tal grado que no se percató de que P estaba alcoholizado, antes de empezar la boda.

El regreso a Suiza fue el inicio de la espiral en vertiginoso descenso.

...Yo sólo estaba en el trabajo. Él en el suyo y luego con sus amigos. Yo comencé a viajar a Frankfurt dos veces a la semana, y él seguía tomando sin parar. Nos cruzábamos de vez en cuando, sólo para discutir... hasta que preferimos mejor evadirnos...

No recuerdo nunca haberme sentido tan sola como esos meses... Mi matrimonio se diluía... En un último intento, organicé un viaje sorpresa a Praga, para festejar su cumpleaños y nuestro aniversario... Todas las frustraciones acumuladas de ambas partes explotaron frente al Rio Volga. Ese viaje fue el primer clavo del ataúd de mi matrimonio.

Así pasaron meses, y el distanciamiento entre P y L era evidente para todos. A él le ofrecieron un puesto mejor en las afueras de Basel y, poco a poco, dejó de llegar a casa por las noches.

L, totalmente desolada, no sabía cómo ocupar sus tristes madrugadas. Sin saber siquiera el poder de sus afirmaciones, le pidió a la vida una señal que definiera por fin la situación para ella...

Y vaya que si sus decretos fueron contestados: ¡la atropellaron!

...cruzando por un estacionamiento cubierto, de regreso del almuerzo con una amiga, de repente, un coche en reversa y a toda velocidad se dirigió directo a nosotras. N alcanzó a brincar, pero a mí me dio en la pierna y me tiró al suelo arrastrándome varios metros. Una mujer se subió a su coche, metió el pie al acelerador y su tacón se quedó atorado, yéndose al fondo sin poder sacarlo. Como la velocidad del motor estaba en reversa, no podía ver lo que estaba haciendo. Alcanzó a ver que se estaba llevando a alguien, pero nunca encontró la manera de sacar su zapato del acelerador. El coche se estrelló contra una columna, justo cuando mi abrigo ya estaba prensado. Me di un golpe en la cabeza contra la columna que no me dejó inconsciente, pero que por un segundo me hizo pensar que sí, había llegado la hora de dejar la Tierra para siempre.

Por unos instantes el tiempo cobró otra dimensión... mi mente voló al vívido recuerdo de mi niñez cuando sentí por primera vez el mar en mis pies. Cuando abrí los ojos, estaba en el suelo. N me veía con horror y sorpresa... yo estaba echa bolita, totalmente prensada debajo del coche, prácticamente ilesa.

Quitando fuertes raspones, una contusión en el muslo y otra pequeña en la cabeza, no me había pasado nada. Aun así, llegó la policía, periodistas y ambulancia... De inmediato me dieron un fuerte sedante el cual le dio un toque muy *groovie* a todo lo que ocurría. Ya en la sala de urgencias, la policía habló con mi marido. P les dijo: "voy para allá", frase que utilizó con N y el personal del hospital. A pesar de todos sus "ya voy para allá", yo sabía que él no llegaría jamás. Le rogué al médico que no me internara, y me dejara ir a casa antes de que el buen *high* de mis valiums se me bajara.

El camino de regreso fue más allá de ser sólo un viaje más en mi ya conocida lujosa ruta del tren suizo... Vi mi vida con P, nuestra historia, de inicio a fin frente a mis ojos. Mentalmente yo ya estaba empacando. Él murió ese día.

Cuando regresé a Basel, dos personas que vi en la estación me dijeron que habían escuchado de P acerca de mi accidente, cada uno en un bar diferente... Estaba yo en un estado de conciencia tan alterado que todo tenía una claridad mágica, dejándome ver la absurda broma que me había creado.

A los siete días del accidente, me mudé a un departamento diferente. Lo que me costó trabajo asimilar, fue entender por qué demonios me hice eso para poder al fin despertar.

Fue durante ese viaje de regreso a Basel, en ese tren que había tomado ya cientos de veces, en esos escasos y trascendentes 60 minutos, que tomé la decisión de nunca causarme un accidente más para llamar a un ser querido.

Enseñanza del caso

El poder del inconsciente

Como este caso ilustra, L pedía una señal que le dijera quién era su marido, como si todo lo anterior no hubiera sido suficiente. El accidente fue una bofetada tan surrealista y a la vez tan clara, que lo único que se podía hacer con ella, era despertar.

La única locura fue que tuviera que crear un "drama" de esa magnitud para comprobar lo que ya sabía, ¡meses atrás!

Crearse enfermedades

Durante una comida social tuve la oportunidad de conocer a T, el prototipo del hombre ideal. El "exitoso" hombre de negocios en sus tempranos 40, era la típica víctima que atraía a la oportunista cazatesoros sin darse cuenta. Divorciado, con tres hijos, buscando siempre a la pareja perfecta... hasta que dio con E, la mujer que le abrió los ojos de una manera bastante cruenta.

E, con la mitad de años que T, es la clásica imagen de "la niña indefensa" que hay que proteger. Hermosa, seductora, y con su mártir tirana bien disfrazada, es quien da a la definición de "trepadora social" la perfecta fachada.

Después de un año de romance intenso, T le pidió matrimonio en un helicóptero para demostrarle que su amor era inmenso. E le dijo que sí, omitiendo sólo decir que T tenía un adversario con el cual debía competir...

E, resulta ser, a la vez había construido el mismo numerito con alguien más, de mayor edad pero cuya cuenta bancaria era como para darle la oportunidad.

T estaba deshecho. No podía soltar mentalmente a E. Era en verdad triste escucharlo hablar. Entre su narcisismo disfrazado de caballero con armadura brillante, y su obsesión por el abandono de su amada, T era la clásica imagen del hombre necesitado, el "quiéreme, quiéreme, mira cómo todas las mujeres me han lastimado". Tristemente, a T no le caía el veinte de que E lo había dejado vestido y alborotado.

Por desgracia, me enteré que a T le dio un infarto al poco tiempo de haberlo conocido. Al sentir el pánico de que su vida ahí terminaba, le llamó a quién crees..., claro, a E, a quien, desde luego, el famoso infarto no le importaba. T decía con lágrimas en los ojos, "no puedo creer que E no viniera a verme". Mi amigo le sonrió y lo tomó del brazo, "lo único increíble es que tuvieras que causarte un infarto para darte cuenta de que te abandonó para siempre".

La vida, algo más que una broma repetitiva

¿Por qué nos sentimos atraídos por quienes acaban haciéndonos daño?

¿Por qué perdemos la habilidad de discernir cuando alguien o algo no es bueno para nosotros?

¿Por qué nos vemos arrastradas por el mismo drama, peligro y relación tortuosa de toda la vida?

La triste historia de ser casanova

Provienes de un hogar disfuncional en donde tus necesidades emocionales quedaron insatisfechas. Tienes un trauma específico no superado; o bien, una suma y mezcla de, que hace que atraigas situaciones similares, inconscientemente, buscando sanar las heridas que quedaron abiertas.

Dado que recibiste poco afecto y tienes una baja autoestima, buscas indirectamente saciar esta necesidad insatisfecha proporcionando afecto al sexo opuesto, particularmente a aquellos que parecen estar hambrientos de cariño.

Como en realidad nunca renunciaste a lo que te hubiera gustado tener, y que nunca cambiaste a tus padres reales, tienes una necesidad neurótica de buscar a personas emocionalmente inaccesibles, con la esperanza de que a éstos tu amor sí los hará cambiar.

Tienes pavor al abandono, y harías cualquier cosa con tal de evitar que te dejen. Como te aterra estar sola, harás lo que sea para creer que tu fantasía sí existe.

Acostumbrada a recibir poco, sientes que en tus relaciones debes dar más, que ese es el precio que debes pagar para merecer. En los pleitos, sueles asumir más de la mitad de la culpa. Tu autoestima es tan baja, que crees que debes "ganarte" el derecho a la felicidad.

Por sucesos de tu infancia, tienes una adicción a la inestabilidad, por lo tanto, cualquier relación que represente estabilidad, la catalogas como "de flojera" para ir en búsqueda de alguien más que satisfaga tu necesidad de dolor emocional.

Dado que tienes una tendencia natural a la depresión, huyes de ella por medio de la excitación que una relación inestable te brinda.

Como en realidad buscas evadir el despertar de tu conciencia, te involucras constantemente con personas que tienen problemas dolorosos y situaciones complejas por resolver, teniendo siempre la razón perfecta para no asumir responsabilidad alguna por tu propia vida.

Ésa es básicamente la dinámica que mueve el patrón de tu conducta y te lleva a una especie de muerte en vida, ya nunca te abres plenamente a descubrir tu potencialidad real. No vives. Sobrevives. Has pasado gran parte de tu vida resolviendo problemas de tal manera, que estar "no tan mal" para ti es estar bien.

No lo olvides:

- Buscas parejas que te recuerden a la figura paterna que nunca pudiste cambiar, pero la historia siempre termina igual, porque nunca logras cambiar nada. "Fulano me decepcionó" suele ser la frase más usual, sin darte cuenta que fulano siempre fue y será lo que es, el único que te desilusionó fue el ser ficticio que tú creaste de él. Un ser irreal a final de cuentas, producto de tu fantasía neurótica de que este sí era *el* galanazo para ti. Te casas con la idea de que se convertirá en alguien que no es. A lo mejor ves potencial, pero te engañas convencida de que será real, sin aceptar plenamente que ésa tendrá que ser una opción y decisión suya, completamente individual.

- La comedora compulsiva, aguanta y justifica la conducta del otro poniéndose a sí misma como la responsable de todos los problemas de la relación.

- Seguramente tu madre, o incluso ambos padres, tenían crisis emocionales fuertes. Tuviste que ser bombero desde niña, aprendiendo a suprimir todos tus sentimientos por estar atendiendo, o estar preocupada, por los sentimientos de los demás. Como esto provoca un cansancio indescriptible, tienes una tendencia a pasar por lapsos depresivos pero como, además, tienes una adicción a la emoción, rápidamente "brincan tus antenas" para detectar la siguiente mala relación que sacie tu eterna compulsión.

El sexo como arma de control o reconciliador

Nada puede hacernos ver las cosas bajo nubes tan color de rosa que el clímax de una buena y satisfactoria relación sexual. Cuando el sexo en una relación es bueno, justificaremos que continúe a costa de lo que sea. Como en las parejas con adicciones el sexo funge como reconciliador de una pelea, crear peleas se convierte en la avenida para llegar al punto de contacto e intimidad.

También se da el caso en el que la mujer, en realidad, no se preocupa por su satisfacción, la satisfacción del otro es lo más importante. Hacer que el sexo sea bueno es un deber, si no, ¿cómo lo mantendríamos lejos de otra mujer?

Todos estos estereotipos típicos de telenovela no hacen sino perpetuar la existencia del problema. Nos venden la idea de que la mujer "cuero", "zorra" y sagaz puede con los hombres como nadie más. Pero la realidad es que es sólo un rol a actuar, porque en esas situaciones no hay capacidad para gozar. La preocupación se centra en darle satisfacción al otro para que no nos deje por alguien más.

Anhelos no saciados

Básicamente tu incapacidad para renunciar a todo aquello que hubieras deseado, pero que te fue negado, es la fuerza propulsora de la telenovela: "la búsqueda de la pareja perfecta que tanto anhelas".

> **Como sigues sin renunciar a tu padre ideal, y no logras aceptar el abandono del real, tú vas en búsqueda eterna del hombre que nunca te defraudará.**

Pero la triste realidad es que te buscas situaciones que tengan el final: "abandono", escrito desde un inicio, con el afán inconsciente de recrear la vivencia, a ver si ahora sí le cambias el final al libreto, pero lo único que logras cambiar es el nombre de los personajes con los cuales te lastimas.

Las relaciones simbióticas* son espejos, personajes que atraes repetitivamente para completar una vivencia inconclusa, un daño previo que quedó pendiente, un *loop** mental en el que está atorado tu inconsciente.

La parte de tu cerebro en donde está el daño de tu niñez desconoce el concepto "tiempo". Es un almacén sin presente, pasado ni futuro. Una cineteca que guarda las diversas escenas que componen la película de tu vida. Tú estás atorada en un *loop**, una falla de tipo organizativo que ocurrió en tu mente, que por un trauma específico y/o la mezcla de varios, la película dejó de editarse, cerrarse y archivarse. Se quedó abierta proyectándose y proyectándose...

Como tu inconsciente está produciendo variaciones sobre un mismo tema, tú estás atorada viviendo tu hoy como si fuera la semana pasada. Creas y recreas las mismas situaciones con el afán de completar la vivencia inicial, logrando sólo hundirte más profundamente en el dolor que tanto buscas sanar. No tienes presente. Sólo pasado constante.

Postergación de la gratificación

En ese loop que aún no terminas de cerrar dejaste algo clave: la habilidad de postergar.

La postergación de la gratificación es el principio de "hacer lo no deseado antes que lo deseado", el cual se va formando o deformando desde muy temprana edad. Comienza durante la etapa de los "terribles dos" cuando el niño aprende a hacer una serie de "tratos y renuncias" para complacer a papá y mamá.

Este paso de la maduración psíquica sólo se logra de forma sana cuando hubo la certeza detrás de que la gratificación *ahí* estaría. Dado que vienes de un antecedente familiar disfuncional, no aprendiste a postergar adecuadamente, ya que sólo se puede desarrollar dicho principio cuando se tuvo una niñez lo suficientemente estable en donde una secuencia armónica de sucesos quedó grabada, en donde el mundo es un lugar seguro, lleno de seres confiables, positivamente predecibles, donde "tú haces esto por el amor a mamá y algo gratificante le seguirá".

En este proceso se aprende algo clave: el goce de hacer lo no deseado por el placer natural de halagar al ser amado. Aprendemos a estirarnos más allá de nuestros límites en pro del crecimiento nuestro y/o de alguien más. Te conviertes en el ser que naturalmente quiere dar más de sí porque quiere crecer y lograr, descubriendo que el verdadero goce está en esa disponibilidad para estirarse, construyendo así el pilar clave para la vida llamado autoestima.

Cuando no se desarrolló por lo menos una habilidad básica para postergar, la vida adulta se ve seriamente influida por conductas adictivas y tendencias autodestructivas aparentemente fuera de tu control.

Seguramente esta etapa de tu vida estuvo plagada de contradicciones e inconsistencias. Papá te prometía algo a cambio de tu esfuerzo, pero la recompensa, por la razón que fuese, nunca llegaba.

Empezaste a desarrollar una actitud de tomar lo que fuera, con tal de poder tomar algo en ese momento, sin siquiera cuestionarte para ver si era o no lo que tú querías.

Perfeccionismo, el enemigo de lo bueno

Es bien conocido que toda persona que haya padecido algún tipo de desorden alimenticio tiene rasgos narcisistas y perfeccionistas.

Si conquistas al chavo de tus sueños y entras a la fase donde desaparece la novedad, inmediatamente te aburrirás, e irás tras el siguiente concursante a conquistar.

El perfil de la mujer que va de conquista en conquista es similar, ya que en el fondo, la conducta de "nada es lo suficientemente bueno" es lo que la hace actuar, y ningún galán será lo que esperaba.

El no era lo que en realidad me convenía, te justificas sin parar. Pero no tendrás tiempo para la reflexión, ya que tu "nueva relación" demandará toda tu atención.

Comprende: el enemigo de lo bueno no es lo malo, es lo muy bueno.

Por ir en búsqueda de lo idóneo, dejas ir buenas y valiosas oportunidades. Pero siempre querrás algo más y al final sola te quedarás. La trampa del perfeccionismo es precisamente motivarte a ir detrás de lo aparentemente "idóneo", pero en realidad inexistente, y tú vuelves a confirmarte: *en verdad soy detestable y acabo siempre sola.*

¿Ves cómo el perfeccionismo es sólo un disfraz de tu baja autoestima?

La súper trampa del súper ego

En tu temprana infancia algo sucedió que te devalúo al grado de crear un ser sobrehumano que sería capaz de ponerle el final feliz a todos los infortunios de tu vida. Una versión idealizada de ti más allá de tu súper ego. Todos tenemos un súper ego, una versión de nosotros mismos que es mejor, un yo "idealizado", pero que no está completamente fuera de la realidad. Una parte de ti en la cual te refugias, a donde huyes a esconderte de tu yo real. El problema es cuando te crees que en realidad eres esa figura idealizada. Éste es el cimiento del perfeccionismo, que según el grado de impacto de los traumas de la infancia será tu deseo neurótico por saciarlo.

Narcisismo: el audaz disfraz de la inseguridad

¿Eres la que se busca en el espejo, en el galán, en un logro o en una talla?

Las raíces del narcisismo

En algún punto de tu temprana infancia hubo un suceso, o una serie de, que te dejó con una herida emocional no sanada, y en protección a una realidad que distaba de ser reconfortante y segura; "adoptaste" el narcisismo como solución a lo inestable de tu entorno. Te encerraste en tu "yo físico" e hiciste de tu físico la piedra sobre la cual edificaste tu valía. "Quizá de niña fuiste amenazada físicamente. Quizá nunca fuiste realmente "vista" por tus padres, llevándote a buscarte a ti misma constantemente en el espejo".[7]

Como tu centro de valía está en tu "yo físico", te medirás con las metas que éste pueda proporcionarte. Desde físicas a intelectuales o incluso sociales, pero tu valor siempre estará en función de algo externo, algo qué lograr, y una vez que lo consigas, irás en busca de algo más. Es el juego de nunca acabar.

La persona narcisista es insegura por naturaleza; subir un kilo o no lograr una meta son motivos para sacudirles su estabilidad emocional.

Cuando se comprende plenamente dónde y cuándo se adoptó la careta del narcisismo, es que se trasciende la necesidad del Yo físico por demostrarse y comprobarse que es, que existe. Soltarás la necesidad de verte en tu reflejo, en tus logros y medallas.

Proceso de renuncia

Para poder dar un paso hacia un modelo sano de pensamiento tienes que reconocer que en tu libreto de vida has

[7] Weitzner, A., *El ABC de los desórdenes alimenticios. Guía práctica para adolescentes*, p. 90.

creado seres ficticios, idealizados e inexistentes, comenzando por el tuyo. Todos te decepcionan y te defraudan (comenzando por ti) porque no existen en realidad. Es probable que no tengas esto a nivel consciente y levantes barreras para no reconocerlo y en el proceso "...niegas el hecho de que dichas fantasías existan o que deben morir; te llenas de ira por no tener lo que siempre habías anhelado; intentas hacer un trato para obtener lo que deseas, siendo capaz de 'venderte' a ti misma con tal de satisfacer tus expectativas; pasas por un proceso depresivo al darte cuenta de que lo que tanto deseas es inalcanzable para, finalmente, llegar a alcanzar de buena gana el despedirte de lo que sólo era una fantasía".[8]

Las Cuatro Aceptaciones para la transformación de tu pasado

1. Aceptar que, como respuesta a situaciones que sacudieron tu realidad creaste un mundo ficticio tan perfecto e idealizado que nadie "real" cabe dentro de él, ni tú misma.

2. Aceptar decir adiós a los personajes ficticios que has creado; soltar todo aquello a lo que te has aferrado para darle sentido a tu vida y romper con el libreto preconcebido de lo que crees que la vida y los seres dentro de ella son, renunciando al falso sentimiento de seguridad que la reproducción de este patrón te brinda.

3. Aceptar de buena gana que todo el afecto, aprobación, reconocimiento y valía que no te fue dado, no fue por-

[8] Kübler-Ross, E., *On Death & Dying*.

que no fueras merecedora de ello; no te fue dado por las limitaciones mismas de los seres de quienes lo esperabas, y aceptar en perdón absoluto que nadie te puede dar lo que tampoco tuvo.

4. Aceptar que eres un ser lleno de limitaciones, pero que en la superación y transformación de ellas residen tus virtudes; aceptar, ultimadamente, que eres en ser grandioso y diminuto.

Trascendencia del pasado

La aceptación plena es un acto de valor. Es abrirte para asimilar tu experiencia de todo corazón, tal y como fue; sólo desde la genuina aceptación de tu experiencia podrás trascenderla y enriquecerte de la lección y bendición detrás de ella.

La adicción: anestesia de tu conciencia

La adicción es una forma con la cual evitamos el despertar de nuestra conciencia y con la cual evadimos dar un recuento responsable de nuestra existencia.

Cualquier adicción sirve para huir de sentimientos a los cuales no queremos enfrentarnos. Como surte un efecto adormecedor y temporalmente reconfortante, terminamos recurriendo a ella de manera constante.

Como seguramente ya te habrás dado cuenta, siempre requerirás de un poquito más para sentirte a gusto y en paz. La adicción es una trampa con la cual crees tapar tus fríos y faltantes, pero el vacío que pretendes llenar es un hueco que no conoce final.

Cualquiera que sea la forma con la que elijas evadir el despertar de tu conciencia te llevará al suicidio existencial; quizá nunca realmente cayendo, pero siempre demasiado ocupada sólo sobreviviendo.

Huir de todo aquello que no quieres reconocer es una carrera perdida y tu irás como loca tratando de encontrar la salida, cayendo cada vez más profundamente en tu método evasivo de elección, hasta que literalmente sientas que estás perdiendo la razón.

La enfermedad: un camino hacia el despertar

Una enfermedad te confronta a ver tu sombra* de la que tanto vienes huyendo y te obligará en un momento dado a sincerarte contigo.

Cuando tu mente vibra en la onda del autocastigo, literalmente te conectas con la vibra afín del inconsciente colectivo, tu cuerpo adopta una enfermedad específica y sus síntomas empiezan a hablar su lenguaje. La enfermedad es la expresión corporalizada que todos tus asuntos inconclusos han adoptado para comunicarse contigo y decirte todo lo que hasta ahora no has reconocido.

Los síntomas de la enfermedad inconscientemente elegida te hablan con una honestidad que nadie se atrevería.

Cuando te abres a completar y sanar la vivencia que quedó inconclusa, el síntoma muere, y tu cuerpo es libre para elevarse de nuevo a la frecuencia “salud”.

Características de un hogar disfuncional

Tener uno o más de:

- Abuso de alcohol y otras drogas (fármacodependencia) por parte de alguno de los padres.

- Presencia de conductas compulsivas en uno o más de los miembro familiares (ejercicio compulsivo, trabajador compulsivo, adicción al televisor, a la comida dulce, al sexo, cualquier conducta compulsiva que ponga una barrera para evitar la interacción con los demás miembros).

- Maltrato entre los cónyuges y hacia los hijos.

- Conducta sexual inapropiada por parte de uno de los progenitores hacia un hijo, desde seducción hasta incesto.

- Discusiones y tensión constantes.

- Padres que compiten entre sí o con los hijos.

- Rigidez extrema respecto al dinero, la religión, el trabajo, el uso del tiempo, la demostración de afecto, el sexo; intolerancia a la homosexualidad, la obsesión por los deportes, la política, etcétera; cualquier actividad que evite el contacto y la intimidad, porque el énfasis no se coloca en relacionarse sino en ejercer control.[9]

---

[9] Norwood, R., *Las mujeres que aman demasiado*, pp. 41-42.

Amar en libertad

Quiero amarte sin aferrarme,
apreciarte sin juzgarte,
unirme a ti sin invadirte,
invitarte sin exigirte,
dejarte sin sentirme culpable,
criticarte sin hacer que te sientas culpable
y ayudarte sin ofenderte.

Si puedo obtener de ti el mismo trato,
podremos conocernos verdaderamente
y enriquecernos mutuamente.

VIRGINIA SATIR

Amor real *vs.* amor romántico

Dentro de lo incierto e indescriptible que es el viaje del amor en pareja, sí hay una cosa que te garantizo: la luna de miel tarde o temprano terminará... una vez que sacies tu última hormona, lo cual inevitablemente pasará, surge entonces la pregunta esencial:

¿Te abrirás al verdadero compromiso de amar?

Sin duda alguna, una de las cosas más difíciles de definir sería lo que es "amar". Scott Peck elocuentemente lo describe como "la disponibilidad de extenderse más allá de los límites en el pro del crecimiento espiritual y emocional del ser amado".

Enamoramiento y desenamoramiento

Es muy fácil extenderte más allá de tus límites cuando todas tus hormonas rebosan por la pareja.

La fase de enamoramiento rompe –aunque momentáneamente– la barrera de mi "yo" y tu "yo", y el sentimiento de separatidad se desvanece. Uno y el ser amado se fusionan. La vida literalmente se vuelve color de rosa... Es una especie de regresar al vientre materno y al sentimiento de unicidad perdido.

Pero cuando la necesidad fisiológica y hormonal es saciada, poco a poco y una a una, las barreras de tu "yo" y mi "yo" se reestablecen, provocando esa sensación de distanciamiento.

El proceso de desenamoramiento es similar a la transición de los "terribles dos años"...

Así como en el infante las barreras de su "yo" son establecidas, y se percata de su identidad, separada del resto de los demás, es decir, que cuando él mueve su brazo, el universo entero no necesariamente mueve el suyo, cuando él llora, el mundo no llora con él, cuando ríe los demás no necesariamente lo hacen, y finalmente comprende que tampoco es uno con mamá y que, efectivamente, no es el centro del universo, su pequeño mundo se desmorona, y este sentimiento de unicidad se pierde, llevándolo a ratos a un inconsolable sentimiento de separatidad.

Aunque por un lado goza de su nueva independencia y de su identidad, otra parte de sí está enfurecida por la pérdida de este sentimiento de unión y fusión con todo. Así pues, de igual manera que la "realidad" se va asentando en la vida diaria del pequeño y enfurecido infante, la pareja enamorada en algún momento dado, inexorablemente, sentirá que ya no es uno con el ser amado. Ella quiere ir al cine, él no. Él quiere más sexo, ella más intimidad. Sus cuates fueron de pícaros a pesados –sus amigas de comunicativas a chismosas–. La realidad se asienta. Tarde o temprano, pero la luna de miel siempre termina.

¿Qué queda después?

Los vínculos, más allá del físico, que llevaron a darle el "sí" a esa persona.

Para algunos, si no es que para la mayoría, el proceso de desenamoramiento es gradual. El reconocimiento de que ya no se está enamorado puede ser repentino, pero el proceso es, por lo general, gradual. Para los que llevamos unas cuantas relaciones, sabemos que el enamoramiento se va desvaneciendo, abriendo la puerta a otra dimensión del amor. Una más profunda, de ser a ser, en la cual cada uno es consciente y responsable por su propio crecimiento.

Es aquí, precisamente, donde se abre el camino hacia el amor genuino.

Los verdaderos cimientos del amor se construyen en ausencia del amor romántico. Es extenderse a ejercer la compasión y compresión cuando lo que queremos es explotar, ese espacio de comprensión, ese suspiro en vez de un grito... eso, por poco romántico que te suene, es una de las fases más valiosas del amor. Que tu deseo de hacer crecer a lo otra persona sea tal, que puedas ser capaz de frenar una conducta personal en pro del bienestar del otro, trascendiéndote a ti misma por medio del ser querido.

El hecho de que dejes de sentir mariposas en el estómago no quiere decir que el amor haya terminado.

Sólo comprendiendo el fenómeno del desenamoramiento, deja de existir la ansiedad y el deseo de terminar una relación una vez que la pasión por la pareja disminuye.

Desde el punto de vista sociológico, es imposible evitar este fenómeno. Como estamos plagados de nociones de que debemos estar constantemente excitados y enamorados, las relaciones libres de drama y acción se nos hacen aburridas. Hay parejas que en cuanto la pasión disminuye asumen que algo han hecho mal, y al no poder remediarlo, van en búsqueda de alguien más.

La persona que representa una oportunidad para trascender el patrón de la perpetua conquista, es la que da flojera, la que no tiene “ese algo” que estás buscando. “Eso” que no puedes definir, pero que estás segura reconocerás de inmediato. "Eso" que buscas se llama autoestima; "eso" que buscas no existe en el otro si no existe dentro de ti antes. "Eso" que no puedes definir, pero que tú sabes que lo verás en el otro en cuanto veas sus ojos, se llama buscar tu luz a través del otro. Sólo podrás ver esa luz en otro una vez que reconozcas la luz en ti.

Nadie te puede dar ese "algo" que buscas para darle sentido a tu vida. Lo que sí es real es ver tu valor en los ojos del otro, de tal forma y con tal intensidad, que te dé la fuerza e inspiración para salvarte a ti misma.

Te quiero porque te necesito o te necesito porque te quiero

"No es lo mismo decirle a alguien:
te quiero porque te necesito a,
te necesito porque te quiero".

ERICH FROMM, *El arte de amar*

Decirle a alguien *te quiero porque te necesito* es lo que sostiene a las relaciones simbióticas y codependientes.

Quieres a tu pareja porque:

- No sabes estar sola.
- El tren de vida que sostiene.
- Sientes que si no tienes pareja, socialmente no serás aceptada o vista igual.

En la mayoría de los casos, nuestra elección de estar con alguien está motivada por alguna necesidad, ya sea económica o social, por dependencia afectiva y/o emocional. Lo que en realidad sólo confirma que la persona "amada" en realidad no te importa, te importa en función de la necesidad que pueda satisfacer en ti para tú no tener que ser responsable de ti misma –en cualquier sentido. No estás compartiendo, te están completando.

El mito que Hollywood propaga: "tú me completas", "no eres alguien hasta que otro te ama", hace que nos compremos el boleto a la ilusión de la "media naranja". Tú tienes que ser una naranja completa. Cuando te unes a otra naranja completa hacen jugo. Crean algo que de forma aislada no se hubiera dado, lo que comprueba que uno más uno es mucho más que dos.

Dar es el paso que inicia el baile de amar.

Decirle a alguien, "te necesito porque te quiero" es amor libre, es necesitar a alguien porque, eso que sientes, sólo por esa persona lo sientes, y sólo a ella podrías entregárselo. Va en función de lo que tú das, no de lo que recibes.

Eros y Ágape

Uno de los aspectos que nos impide llegar a la compresión del amor, es que en nuestra cultura tratamos de combinar en una definición, dos aspectos que podrían ser mutuamente excluyentes.

Los griegos utilizaban dos palabras distintas: Eros y Ágape, para distinguir estas dos maneras profundamente diferentes de experimentar lo que llamamos "amor". "Eros se refiere al amor apasionado, mientras que Ágape define la relación estable comprometida, libre de pasión, que existe entre dos individuos que se quieren profundamente".[10]

Eros nos dice que el amor es un anhelo consumidor y excitante. La profundidad del amor se mide por la intensidad de la obsesión por el ser amado. Las historias de amor típicas del sueño *hollywoodense* propagan este tipo de noción acerca del amor, en donde la heroína debe vencer grandes obstáculos para conquistar a su héroe, donde el amor se mide por la capacidad de soportar el dolor gracias a la exaltación que brinda. Básicamente, el amor debe ser un excitante campo de batalla.

Ágape define el amor como una sociedad que se forma entre dos individuos entregados al compromiso evolutivo, en donde el amor no se mide por la excitación, sino en la profundidad de los cimientos construidos. Los intereses afines, metas mutuas y logros compartidos los mantiene unidos. Hay respeto y madurez suficiente para reconocer y aceptar las diferencias, responsabilidad para aceptar las consecuencias de las decisiones compartidas con conocimiento pleno de que no existen realmente garantías, colaborando en mutuo acuerdo para hacer de la aventura incierta de la vida una experiencia más rica y llena de sentido.

---

[10] Norwood, R, pp. 74-75.

Trascendencia: el *para qué* de la vida

Independientemente de si tienes o no pareja, o de si deseas o no tenerla, una cosa es clave:

La pareja es alguien con quien compartir tu vida, no alguien con quien te unes para darle sentido.

> Nadie le puede dar sentido a la vida por ti. Tu camino de realización sólo tú lo puedes elegir.

La esencia de la trascendencia es darle a cada momento del existir un "para qué" o un "para quién" de tal forma que llenes cada paso de tu camino de significado y sentido.

Todos hemos vivido bajo un cierto grado de hipnosis colectiva, huyendo de nuestra individualidad, fundiéndonos de forma simbiótica con los seres y las instituciones que nos rodean. Buscamos que algo o alguien le de sentido a nuestra vida, que nos diga qué podemos hacer o no, y qué debemos elegir con tal de evadir la responsabilidad plena de existir.

> La realización está en la búsqueda, no en el hallazgo. La vida se hace al andar. La felicidad no es un puerto sino una forma de navegar.

Hay tantos caminos como seres humanos existimos. El tuyo es único y tu misión es trazarlo conscientemente con cada uno de tus pasos. Hacer crecer la semilla de vida plena y conciencia absoluta que llevas dentro es tu función última en esta Tierra.

Cuando das de ti por algo que va más allá de ti, te trasciendes a cada instante, llenando cada momento de tu vida de valioso sentido.

Encuentra algo, una causa, un proyecto que te enseñe a dar de ti, por el simple hecho de responder a tu naturaleza más íntima.

Trabajo comunitario, clave para la realización plena

El trabajo comunitario –pro bono– es clave para trascenderte. Mientras no aprendas a dar algo de ti, por el simple gusto de responder a tu verdadera naturaleza, no lograrás deshacerte del egoísmo. Si los actos en tu vida son movidos en función de lo que obtienes y no en función de lo que das, nunca trascenderás.

Encuentra una causa a la cual entregarte, un proyecto que te haga vibrar de alegría, construye una red social con seres que amas y con quienes tengas visiones compartidas.

Dar de ti, por algo más allá de ti, para dejar lo bueno que hay en ti. Ésa es la trascendencia.

Estoy convencida de que mi pasión, mi compromiso y mi entrega a causas, ya sea ambientalistas o médicas en tierras necesitadas, cobra vida en mi afán de disolver mi gota que contribuyó a la ola enferma del inconsciente colectivo. Una manera de transmutar mi vivencia. En esta transformación encontré el sentido de la vida.

> "El fruto del silencio es la oración. El fruto de la oración es la fe. El fruto de la fe es el amor. El fruto del amor es el servicio. El fruto del servicio es la paz".

Madre Teresa de Calcuta (1910-1997)
Misionera yugoslava nacionalizada india

El ser libre de la relación adictiva

Se acepta por completo, aun cuando esté plenamente consciente de que hay aspectos de sí mismo que puede mejorar y en los cuales debe trabajar. Considera su tiempo, cómo lo invierte y busca formas de alimentar su crecimiento.

Acepta a los demás tal como son, no por como desearía que fueran, sólo con tal de saciar sus necesidades insatisfechas. Se acepta a sí mismo, por lo tanto ha renunciado a la necesidad de querer cambiar a los demás.

Honra todos y cada uno de sus sentimientos, aunque no se enorgullezca precisamente de algunos de ellos: acepta los sentimientos de los demás –mas se respeta lo suficiente para no permitir ser lastimado.

No requiere ser necesitado.

Es selectivo con quien deposita sus confidencias, procesos y retos. Se permite hacer consultas, mas no pide que los demás, particularmente su pareja, lo influyan.

Toda acción que realiza lo hace motivado y orientado hacia su crecimiento integral, respondiendo a su naturaleza íntima de realización y plenitud.

Se ha liberado de su necesidad de crear drama en su vida con tal de comprobarse que es especial. Los chicos malos y afectivamente minusválidos perdieron todo su encanto, y encuentra placer y armonía en la quietud y la estabilidad.

Se entrega a una relación en unión con lo que es real, no enamorado del potencial de lo que cree que podría convertirse.

Comprende que dentro de la pareja es vital que cada uno esté entregado a su propio proyecto de vida, sin pedir que el de la otra parte llene sus faltantes.

Sabe que el más apto para ser su pareja es aquel que esté en el mismo camino de crecimiento. Ha renunciado a la compulsión de soltar su camino por unirse al del otro. El camino elegido debe ser un punto de encuentro natural para ambos, donde ninguno siente que renuncia a su verdadera esencia.

Su propia evolución es su compromiso más importante, la otra persona acepta su evolución como el suyo. Juntos se apoyan para llegar a niveles más profundos de significado en la vida diaria, logrando niveles más elevados de conciencia y realización.

Más allá de lo establecido

Para poder convertirte en un ser conscientemente creador, es indispensable que entiendas cómo funcionan las herramientas con que fuiste equipada para el viaje humano.

Comprendiendo la mente

Cada pensamiento que tienes traza una pequeña ruta en alguna parte de tu cerebro. Cada vez que lo repites, vuelves a marcar una línea sobre la ruta ya trazada; mientras más lo repites, más profundamente queda marcada, hasta que queda impresa como un comando mental operando solo, con una ruta conocida para llegar a un cierto destino, y el destino siempre corresponde a un estado anímico determinado.

Tu cerebro está hecho por pequeñas células nerviosas llamadas neuronas. Las neuronas tienen ramas que se extienden y se conectan o ensamblan con otras neuronas para formar una neuro red. Cada lugar en donde conectan está integrado a un pensamiento o a un recuerdo holográficamente guardado en tu memoria. Cuando tú reestimulas una recuerdo una y otra vez, estas células nerviosas empiezan a formar una relación a largo plazo, unas con otras, agrupándose como una "identidad".

Como tu cerebro no reconoce la diferencia entre lo que ve, y lo que recuerda, es vital que tengas cuidado con todos los sucesos que vives y revives en tu memoria. Al hacerlo, reafianzas la neuro red agrupada, literalmente viviendo tu vida de hoy, como si fuera la semana pasada.

La identidad se debilita y eventualmente se disocia cuando te detienes e interrumpes el proceso de enganche al pensamiento que conlleva a la elaboración del proceso químico.

Estado de ánimo que repitas, será estado de ánimo por el cual crearás una adicción fisiológica y emocional.

Cada estado de ánimo genera un neuro péptido* determinado. Cuando estás triste constantemente, literalmente creas una adicción fisiológica a tu tristeza.

Cuando interrumpes un patrón de conducta y te detienes, antes de soltar la descarga péptida, dejas de ser la persona sujeta a responder a las situaciones de su entorno como si fuera en piloto automático. Literalmente comienzas a disolver esas identidades, y tú dejas de generar circunstancias externas que satisfagan tu adicción fisiológica al dolor o a cualquier otra emoción.

Lo *in* de la integración

Haciendo las paces con el inconsciente

Una persona mentalmente "sana" básicamente se caracteriza por ser aquella que no tiene problemas con su sombra.*

La famosa sombra de la cual habla Jung es el lugar del inconsciente en donde habitan todas las partes de nosotros mismos catalogadas como menos que deseables, todos los aspectos de la personalidad desterrados del "yo consciente", de quien tú crees y te dices que eres. Todos tenemos una sombra, la cual, si estamos conscientes de que la tenemos, trabajaremos para que esos aspectos de nuestra personalidad "menos que deseables" salgan de la sombra, dejando así de hacer cosas que están más allá de nuestro control. Pero como tenemos una tendencia a huir de ella, nos vamos disociando, hasta que llega el punto en el que el "yo consciente" y el "yo inconsciente" definitivamente actúan uno contra el otro.

Cuántas veces juras que ya no vas a vomitar, o te prometes que ya basta de ligar de bar en bar, pero tomas una gota de alcohol y todo lo que te habías propuesto sale por el balcón. Bajo el efecto del alcohol, tu sombra toma el control. Acabas haciendo cosas que cuando ves la película de tu "graciosa jarra", juras ese no ser tú, era alguien que traía la misma chamarra.

El problema es sociocultural. Debido a la culpa que impone el sistema en general, pero en especial la educación tradicional, respecto a nuestra naturaleza instintiva, tú vives avergonzada de ser tú misma, haciendo de tu vida una broma repetitiva.

> Dada la culpa que el sistema impone, tú te peleaste con tus instintos e hiciste de un gran amigo a tu peor enemigo.

Los instintos habitan en el inconsciente, pero para huir de ellos, has creado capa tras capa de neurosis* que te separe de él, pero huyes de tu propia sombra y, en caso de que no te hayas dado cuenta, a donde quiera que vas, ahí está haciéndote hacer cosas que te juras no repetir ya más. Pero mientras no liberes esta muralla de culpa que has levantado, serás víctima de tu sombra, repitiendo los traumas que aún no has superado. Despierta, ¿no te das cuenta de que literalmente vives enjaulada?

Comprendamos cómo fuiste equipada

La inteligencia instintiva es la más antigua y pertenece a tu pasado. La inteligencia intelectual es la humana, es tu mente presente, pero que insiste en ser el amo, logrando únicamente mantenerte encarcelada. La inteligencia intuitiva es tu conexión con el Todo, el conocimiento pleno, más allá de aquello que te habían contado.

Dada la educación del sistema tradicional, te separaste del teorema original, peleándote con tu inconsciente y creyendo que la intuición es algo para dementes. Tu verdadero poder reside en romper la barrera del inconsciente reprimido, y regresar a la unidad última que siempre has sido.

Intuición	Futuro	Supraconciencia Infinita
Intelecto	Presente	Conciencia 10%*
Instinto	Pasado	Inconciencia 90%

* Y de ese 10% usas sólo aproximadamente 3%, lo cual en verdad demuestra que tienes 97% de tu poder, en estancamiento o en mal uso.

La escalera de la conciencia

Tiene tres peldaños: instinto, intelecto e intuición.

Instinto

Es la base, tu pasado, conectado al reino animal, que te une al planeta y a toda la encarnación terrenal. Es el conocimiento primitivo, la historia natural del orden divino, lo que te une de igual manera a una mascota o a cualquier otro ser vivo.

Tus instintos son nobles, siempre lo han sido, pero tú los has mantenido reprimidos. Es vital que hagas las paces con tu naturaleza primitiva.

Si no te reintegras con tus instintos y vives en armonía con todo ser sintiente, no podrás cimentar tu primer peldaño jamás.

Intelecto

En el segundo peldaño se encuentra el intelecto, tu experto, que cree saberlo todo, porque tiene a la razón, la lógica de su parte. Tú crees que eres tu mente, tus pensamientos. En la obra de la vida, la mente es el trabajador, no el arquitecto, y menos el inversionista. La persona en verdad inteligente es la que utiliza su intelecto para trascenderlo.

> Para poner a la mente en su lugar es necesario educarla en cómo y cuándo pensar. Bajarle al volumen mental, regresando al estado de interiorización natural.

La mente te convenció de que tus instintos son malos, y la intuición algo fuera de ti. Tu mente, comprende, es sólo un instrumento; un medio no un fin, que si sabes usarlo y lo pones a trabajar para ti, será tu arma más poderosa con la cual podrás crear y manifestar, pero antes, tienes que educarla.

Intuición

Cuando reintegras tu inteligencia instintiva e intelectual, regresas a operar como un todo, permitiéndote volver al estado de realización última. Fluir con la vida se vuelve tu condición natural, generando armonía plena en cada paso de tu andar.

La intuición es tu brújula para trazar el camino, tu destino, realizándote de forma natural en tu proceso evolutivo...

Carece de un procedimiento metodológico, opera en un salto cuántico; es un intervalo en el tiempo y en éste se halla la verdad.

Una vez que pongas a la mente en su lugar, créelo, comprobarás que la vida puede ser algo más que la condicionante realidad.

El mundo del "no pensamiento": tu punto de poder y libertad

"Si la misión del artista es "hacer lo invisible visible" –según Leonardo da Vinci–, el propósito del zen es traer a la conciencia el sustrato del inconsciente y del consciente."[11]

[11] Kapleau, P, *Despertar al Zen*, p. 11.

El punto de liberación

Para educar a tu mente es necesario detenerla. Una de las formas para llegar a ello es por medio de la meditación. La meditación *zen* (*zazen*) te mantiene en el presente, en el aquí y ahora, en la conciencia de lo que es, no en el lamento de lo que fue, o la fantasía de lo que vendrá. Te ayuda a desprenderte de tus corazas, del afianzamiento a tu ego, a las historias de lo que tú crees que es, o lo que debería ser. Te ayuda a regresar a tu punto cero, tu punto creador, tu punto de poder. Te dará ese espacio, ese intervalo, en el que pese a que surja un pensamiento, tú estarás un paso atrás, en el punto de quietud, observándolo y dejándolo ir, deteniendo el proceso de pensamiento que te lleva a la descarga química, liberándote así de tu cadena de adicción.[12]

El punto de poder

La verdadera iluminación ocurre en un estado de "no pensamiento"; un estado de total interiorización, en el que se es uno con la respiración; el mundo de la no mente, alcanzado una vez cruzadas las vastas capas del ego tratando de justificarse a sí mismo por medio del pensamiento.

Escoge un método, el que tú quieras, que te ayude a frenar tu mente, a pararla, a observarla sin juicio. Hay tantos caminos para llegar a ello como seres humanos existimos; incluso tú y yo podríamos practicar la misma disciplina, meditando lado a lado, y nuestras vivencias de cómo exactamente llegamos a ese estado de no pensamiento siguen siendo ultimadamente, totalmente subjetivas, únicas e individuales.

---

[12] En meditación zen, este espacio, este intervalo es llamado Nen.

Pero una vez derribada esa barrera que abre la puerta al inconsciente, el sentimiento de separatidad esencial se desvanece, retornando a la unicidad, más allá de un "tú" y un "yo" como entidades –"egos" separados–, sino como diferentes niveles de conciencia, diferentes manifestaciones individualizadas de un mismo Todo.

En la integración de nuestros estados de no pensamiento es donde el despertar del planeta reside.

¿Quién encuentra el camino de regreso?

¿Qué determina que uno sea el esquizofrénico que trasmuta su vivencia y otro el que acaba consumiéndose entre dosis de psicofármacos, en algún rincón de un hospital psiquiátrico?

¿Qué determina quién encuentra el camino y quién no?

Uno de mis autores favoritos, S. Peck, lo explica como la renuencia o la apertura a reentablar comunicación con el inconsciente. No puede ser dicho más elocuentemente. Unos lo pueden llamar "apertura a la gracia", otros "apertura a la luz", algunos "un despertar".

¿Qué determina quién ve esa luz y quién no?

Puede haber tantas respuestas a esta pregunta como seres humanos existimos y, de hecho, existen tantas respuestas como seres humanos hay. Esto es una determinación totalmente individual, fuera de toda predeterminación genética, histórica, familiar o social. Quien crea que es uno con esa luz, se abrirá, ésa es mi explicación personal.

Cuando el ego se quiebra, se derrumban las barreras que encierran el tres por ciento de nuestra mente consciente. Por ello la locura es conocida como una forma de iluminación, un camino de acceso hacia el inconsciente. Gurdjieff y Ouspenski le dan gran valor. No tiene nada de oscuro esa afirmación. La iluminación es la pérdida del ego para fundirse con el Absoluto. La locura es la pérdida de la integración de la psique –el ego también–, pero, ¿con qué frecuencia se funde?

He ahí el dilema.

¿Hacia dónde sintonizas tu frecuencia?

El cuarto principio Hermético –polaridad–, habla acerca de la sintonización de la mente. La mente libre de ego que sigue a la Mente[13] está en el eterno proceso de realización divina. Platón y su legado de idealismo nos enseña que: "La Mente es una y todo es uno con ella". Una vez que te alineas de forma natural y espontánea respecto a ella, la fuerza natural de la vida fluye en ti, por medio de ti, viviendo la vida conforme a la verdad más alta.

La meditación te lleva a la liberación de la barrera entre tu consciente y tu inconsciente de forma sistematizada;

[13] Utilizo "mente" con minúscula y Mente con mayúscula para diferenciar entre la mente humana y la Mente Divina.

la locura lo hace de manera precipitada; las drogas psicodélicas de manera arriesgada. Por medio de la meditación tú vas; las drogas te llevan. Hay libros y libros escritos acerca del Nirvana experimentado, por ejemplo, bajo el efecto de LSD. Pero, ¿cuáles de ellos se compraron sólo un viaje de ida y quiénes fueron los que volvieron? Si tu sombra está llena de culpa y lamento, seguramente agarrarás un viaje bastante dantesco. Si estás libre, serás de los que llora de euforia al ver la luz y sentirse Uno de regreso con el Todo.

Comulgo con la idea de que la locura puede ser iluminadora. La verdadera enfermedad mental, viéndolo ahora, fue querer caminar el río cuesta arriba, neuróticamente buscando el camino de regreso a la "salud" en vez de fluir sin resistencia hacia lo que el inconsciente me trataba de decir. Cuando se abandona la resistencia y viene la entrega, qué te puedo decir; sí..., sí se experimenta una luz imposible de describir...

¿Quiénes se abren a derribar la barrera, las capas de neurosis que bloquean el acceso al inconsciente? ¿Por qué unos tienen ese acceso y otros no? Creo que esto es una cuestión de libre albedrío que actúa respecto a nuestras creencias más íntimas y profundas.

El campo de los sueños...

Una vez que subes la escalera comprendes que *eres* quien crea el escenario y quien crea la figura que actúa en él, el que escribe el libreto y el que produce tu papel.

Eres el ser que se recrea a sí mismo en todo momento, en la magia del presente, llenando cada instante de valioso sentido.

Éste, nuestro pequeño campo de sueños, el que creamos y en el cual actuamos, no es más que la materialización de los diversos estados de conciencia en los que todos flotamos.

Siglos atrás un gran poeta lo dijo:

> ...sueña el rey que es rey, y vive con este engaño mandando, disponiendo y gobernando... sueña el rico en su riqueza, que más cuidados le ofrece, sueña el pobre que padece su miseria y su pobreza, sueña el que a medrar empieza, sueña el que afana y pretende, sueña el que agravia y ofende, y en el mundo en conclusión, todos sueñan lo que son, aunque ninguno lo entiende...[14]

Despierta.

No hay un Dios castigándote. No hay recompensa divina esperándote. Eres creador de tu realidad, y lo que creas con cada fibra de tu ser, será.

[14] De la Barca, C, *La vida es sueño*, pp. 202-203.

SEGUNDA PARTE:
TU ESPACIO DE TRABAJO

La palabra...

La primera expresión del pensamiento.

Cada vez que tienes un pensamiento,
formas una palabra; cada palabra está encerrada
en un recuerdo holográficamente grabado en tu
memoria. Cada vez que te repites una palabra,
generas una reacción bioquímica y ésta genera
un estado de ánimo determinado.

Cada vez que te repites una frase, una "cantaleta", literalmente la decretas.

El decreto, el poder de tu palabra es lo que
ultimadamente determina la realidad que creas
y en la que vives.

A partir de este momento, buscar impecabilidad
al hablar es tu prioridad principal.

Permite que nuevas creencias
y decretos impregnen tu inconsciente.

Llegó el momento de limpiar tu mente.

De regreso a la infancia

"...Doctor, me dijo mi paciente molesto y exacerbado, ¿por qué siempre preguntan los terapeutas acerca de la infancia?

Mira, le dije respirando profundamente, te voy a contestar como contestaron Bonnie y Clyde cuando fueron al fin arrestados y les preguntaron:

'¿Por qué asaltan bancos?' A lo que ellos respondieron: 'Porque ahí está el dinero'"

SCOTT PECK,
"El camino menos transitado".

Rescatando tesoros perdidos

Como creciste en un hogar disfuncional, tus necesidades afectivas no fueron satisfechas. Probablemente alguno, si no es que ambos de tus padres, padecieron de alcoholismo (o alguna otra adicción), y tú, desde muy temprana edad, comenzaste a jugar roles que no te correspondían. Debido a que siempre tenías a alguien a quien rescatar, y algún incendio casero que apagar, creciste sin sentimientos propios al estar demasiado ocupada en "qué" y "cómo" se sentían los demás. Tu sentir, tu razón de vivir está siempre en función del sentir de alguien más.

Tus necesidades emocionales más profundas de amor y reconocimiento quedaron tan insatisfechas que necesitas verte en algo para sentirte, para confirmar que "eres", que existes. Estas etapas inconclusas, esa gestalt* que quedó abierta, lleva a buscarte ya sea en el espejo, el galán, en el logro o la talla... tratando inútilmente de reparar tu autoestima devaluada.

En el siguiente ejercicio trataremos de revivir las etapas en donde sucesos críticos tuvieron lugar, para editar la película y dejarte en libertad de recrear las mismas escenas de tu vida pasada en tu vida actual.

Ejercicio (20-30 minutos)

Recuéstate boca arriba, pon luz tenue y concéntrate en tu respiración. En cada inhalación absorbes luz... en cada exhalación sueltas paz... deja que esta luz y esta paz te envuelvan como una burbuja que te protege... en ella flotas y todo es seguro... "Todo está bien", repite lenta y profundamente. Siente tu respiración. Es serena, te llena de vida. "Todo está bien" vuelve a repetir. Tu cuerpo yace pesado en la cama. Tu respiración es lenta y profunda. "Todo está bien", afírmate por última vez.

Regresa a algún punto de tu infancia, crítico, en donde "sientas" que algo se rompió, que algo, aunque no sepas qué, perdiste... ese algo, algo... algo que ahora en tu vida adulta no paras de estar buscando... Cierra los ojos... Déjate flotar... ¿Qué imágenes vienen a tu mente? ¿Hubo un suceso específico? ¿Qué paso? ¿Cómo te sentiste? ¿Cómo reaccionaste?

Ve el suceso con toda nitidez desde tu burbuja...

Invita a tu niña lastimada a la burbuja y ayúdala a ver el suceso desde donde estás tú, ahora totalmente segura. Respira profundamente. Sobreviviste. Tu niña interna se siente segura. Respiras el alivio. Tu niña temerosa es una contigo. "Estoy a salvo" repite varias veces... ***Permite que la resonancia de las palabras vibre en tu inconsciente***. "Estoy a salvo". Siente susurrarte desde tu Yo más profundo. Respira lenta y conscientemente: "estoy a salvo." Te sientes plena en tu punto de poder, en la luz. Respira la seguridad... Inhalas paz, exhalas alivio... Inhalas paz y exhalas alivio.

"Todo en mí y en el universo está bien". Repite lenta y profundamente sintiéndolo más penetrantemente en cada una de tus células... "Todo en mí y en el universo está bien". Respira. Estás, desde tu burbuja, viendo el suceso traumático. Tu niña interna lo está viendo como tú ahora, desde esa burbuja. "Todo en mí y en el universo está bien", afirma una vez más.

De tus manos imaginas que sale una luz dorada... Tienes el poder de cubrir el suceso con esa luz. Ilumínalo. Llénalo de compasión y perdón. Vibra y respira la Luz. Siente las blancas plumas de una paloma acariciar tu corazón. Así de suave es la luz del perdón. Sólo hay paz y armonía.

Baña el suceso de luz durante unos cuantos minutos.

Ahora, cierra esa vivencia y trasládate a otra que haya tenido lugar al poco tiempo, una experiencia positiva, grata, recuerda, que haya ocurrido no lejano del suceso que acabamos de sanar. Deja bajar a tu niña y ponla de regreso en ese suceso grato. Tu misma niña está tan emocionada de regresar ahí, que se te sale corriendo de los brazos y se reincorpora a ese evento sin dolor ni problema alguno...

Respira profundamente el alivio que proviene de tu interior. Tu vivencia ha sido transmutada.

Cierre de meditación

Comienza a contar tus respiraciones. Estás de regreso en tu cama y comienzas a sentir cómo tu cuerpo te jala de regreso. Sientes tu cuerpo ligero, relajado, vibrante. Diez. Cuentas regresivamente mientras sigues tu respiración. Nueve. Estás totalmente en paz, contenta. Ocho. Tus células desbordan vitalidad. Siete. Empiezas a regresar. Seis. Cinco. Cuatro. Al llegar al tres comenzarás a abrir lentamente los ojos. Dos. Estás en plena armonía. Uno. Estás aquí y ahora. La luz te envuelve siempre. Estás a salvo. Estás bien y segura.

◆ ◆ ◆ ◆ ◆ ◆

Si tienes varios momentos clave que recordar, te aconsejo que trabajes de uno en uno. Mientras más profunda sea la vivencia que trabajes, más fácilmente soltarás las que vinieron después, si no es que desaparecen de forma natural al haber sanado el trauma original.

El inconsciente nos habla en simbolismos o imágenes definidas y directas. A partir de que inicies este trabajo, te pido que vayas abierta a que las imágenes lleguen, o que los veintes te caigan, quizá cuando tú menos te lo esperes. Repite esta meditación cuantas veces sea necesario.

Los roles que jugamos

Debido a que provienes de un hogar disfuncional, desde muy temprana edad desarrollaste una habilidad para crear roles para compensar, explicar, justificar y disfrazar lo que sucedía en casa.

Trabajemos con algunos ejemplos clásicos.

La abogada defensora que encubría el alcoholismo familiar

1. ¿Cómo justificabas la conducta de tu madre y/o padre alcohólico?

Ejemplo: Está cansada, no pasó nada. No importa cuánto me lastime, yo sé que lo merezco. Nadie puede saber lo que pasa realmente en casa. Si me esfuerzo más, si la quiero un poco más, si hago las cosas mejor, si me saco otro diez, todo, todo en casa será mejor.

Tu ejemplo:

____

____

____

____

____

2. ¿Te sentías culpable por odiarla a ratos secretamente?

Ejemplo: Sí, me hacía sentir una culpa espantosa, que yo era mala por no quererla como debería.

¿Cómo? ¿No adoras a tu mami o papi? ¿Quién te crees que eres?

Ésta, amiga mía, es la trampa perfecta para nunca salir del laberinto. Considera que estás en tu derecho de querer o no querer a alguien. El amor sano no duele. No importa qué te hayan dado a cambio, el amor no degrada, no insulta y no transgrede. Mientras tú lo veas así, eres sano. Te enfermaste en el momento en que creíste ser merecedora del daño.

El verdadero odio por ti misma nace cuando te crees que en verdad eres mala por sentir lo que sientes. No todos amamos a los que nos hicieron daño, pero todos los que hemos salido, perdonamos. El perdón libera. Te doy mi palabra, es la única fuerza que libera. Si te ayuda en algo esto, sábete que está bien no querer, y que ***para poder tocar el amor genuino que sí sientes por esa persona, es indispensable darte permiso de sentir lo que tanto te avergüenza***.

Salte de lo que "debes" o "no debes sentir". Fuiste lastimada y tienes derecho a estar enojada. La enfermedad es pretender que no pasa nada.

Tu ejemplo:

____

____

____

____

____

____

3. ¿Confirma eso que te hacía pensar que eras mala?

Ejemplo: Efectivamente, sólo una mala persona es capaz de no querer a su madre, te repites todo el día. Insulto que te dice en el fondo lo sientes merecido, porque sólo una mala persona podría sentir algo tan feo por quien debería ser querido.

Tu ejemplo:

____

____

____

____

____

4. ¿Cómo justificabas el ausentismo de tu padre?

Ejemplo: Viaja mucho. Por eso no viene a las juntas escolares.

Tu ejemplo:

____

____

____

____

____

____

La salvadora heroica

1. ¿Qué argumentos tramabas para siempre mantener tu secreto familiar seguro?

Ejemplo: Creabas una madre inexistente. Es tan exitosa laboralmente que por eso falta a las juntas escolares constantemente. Tú le explicabas a los maestros en tu voz de adultita responsable. Él sonreía y aplaudía tu conducta admirable.

Tu ejemplo:

____

____

____

____

____

____

2. ¿Comenzaste a creer todo aquello que contabas y construiste un mundo en el cual te refugiabas?

Ejemplo: Sí, cuando era niña, recuerdo que mis padres discutían, me ponía tan nerviosa que me iba a un lugar con mis mascotas y mis muñecas donde nada de eso existía. En mi mundo todos eran bonitos y felices y yo de las mejores actrices. Los príncipes azules abundaban, las curas a las enfermedades mortales se hallaban, las vidas de todos los desahuciados se salvaban y yo nunca tenía que regresar a la vida que me devaluaba.

Tu ejemplo:

____

____

____

____

____

____

____

3. ¿Te llenabas de angustia cuando te veías forzada a salir de ese espacio seguro?

Ejemplo: Sí, en cuanto dejaba de hacer mi jueguito mental, salía a la contrastante realidad. Me llenaba de coraje porque no podía entender la brecha tan grotesca entre la realidad y lo que yo deseaba tener.

Tu ejemplo:

El vale gorro

1. Cuando tus padres discutían, ¿te ponías una coraza mágica que hacía como que no pasaba nada?

Ejemplo: Sí, me repetía que lo que sucedía no estaba pasando, y yo seguía jugando. Pretendía que eso que sucedía le ocurría a alguien más, no a mí.

Tu ejemplo:

2. Cuando la maestra de la escuela te confrontaba con alguna tarea no cumplida, tú, ¿hacías lo mismo?

Ejemplo: Sí, a ratos parecía que todos los adultos traían una cantaleta conocida de reclamo y reproche. Yo no los escuchaba y seguía pretendiendo que no pasaba nada.

Tu ejemplo:

____

____

____

____

____

3. Cuándo los demás señalaban tu conducta aislada e indiferente, ¿tú respondías poniéndote otra capa mágica?

Ejemplo: Sí, mientras más me pedían los adultos que me involucrara en algo, más me iba a mi propio mundo, y mandaba a todo y a todos a la goma.

Tu ejemplo:

____

____

____

____

____

¿Qué otros roles clásicos jugaste?

____

____

____

____

____

____

____

____

____

____

Después de sucesos críticos...

¿Comenzaste a comerte las uñas?

¿Te chupabas el dedo?

¿Te costaba trabajo digerir la comida?

¿Comías nerviosamente a escondidas?

¿Eras patológicamente tímida?

¿Eras atrevidamente seductora?

¿Mentías compulsivamente?

Trabajo frente al espejo...

Lo que determina tu salud, no es lo que le haces a tu cuerpo, sino lo que le haces a tu mente.

¿Cómo te ves a ti misma? ¿Con qué pensamientos alimentas tus células?

Tu figura actual es la suma de todo pensamiento y creencia que has tenido acerca de ti misma hasta ahora. Sí, sé lo que me vas a decir, "es que genéticamente yo tiendo a...". Sí, eso predispone, pero te juro, **el único limitante es tu sistema de creencias**. Eso, el decirte que no importa lo que hagas, tú siempre serás "gordita" porque tus padres también lo estaban es, a final de cuentas, una creencia más. Cuánto lo creas tú o qué tan real quieras que esto sea. Bueno, justo ahí reside tu libertad.

Tienes que cambiar la forma en la que te comunicas con tu cuerpo. Si quieres mejorarlo, tienes que aceptarlo como es ahora.

Tu punto de poder está en el momento presente.

"Ahora" es lo único que importa.

Preguntas clave frente al espejo

1. ¿Qué te dices cuando te miras en el espejo? ¿De dónde vienen estos pensamientos?

____

____

____

____

Nuevo decreto: Soy la imagen manifestada de un ser que me ama incondicionalmente y en mi totalidad. No tengo partes buenas ni partes malas. Soy uno con el Todo, todo en mí es honrado y divino.

2. ¿Te gusta tu cuerpo? ¿Hay algo que podrías cambiar? ¿Qué es? ¿Cómo le hablas a esa parte de tu cuerpo que no te gusta?

____

____

____

____

Nuevo decreto: Amo todas y cada una de mis partes. Para manifestarme como la belleza del Ser, amor por lo que yo considero menos que perfecto es mi salvación. Me veo con los ojos de la luz, me entrego a la visión de un poder superior. Esos ojos hacen vibrar mi cuerpo de alegría. Mis células vibran radiantes con cada respiración.

3. ¿Ves un conjunto de partes que puedes mejorar? ¿Qué ves primero, lo que te gusta o lo que te disgusta?

____

____

____

____

Nuevo decreto: Soy un conjunto divino en su totalidad. Todas mis partes se integran en armonía aumentando mis niveles de energía. Vibro radiantemente en salud plena, me libero del juicio y la condena.

Nota: Como todos hemos sido bombardeados con imágenes de un prototipo de belleza perfecto, que ni las propias modelos que los propagan creen alcanzar, difícilmente no te verás al espejo y pensarás que podrías estar mejor. La cuestión es que siempre puedes estar mejor, pero, ¿dentro de qué parámetros? Y, ¿es eso lo que sustenta tu valía? Ésa es la pregunta medular.

Es muy fácil. Mientras no cierres las revistas que te hipnotizan y no dejes de ver los programas de televisión que te enajenan, no podrás verte como en realidad eres y quererte así. Te querrás "a pesar de..."

Ve tu cuerpo como lo que es, el hogar de tu alma. Por lo mismo, no puede existir un cuerpo feo. Sólo cuerpos de diferentes formas.

Cambiando el sistema de creencias

Nuestros comportamientos están motivados por los sistemas de creencias que hemos adoptado a lo largo de nuestra vida. Creencias como "el cuerpo y el sexo son malos", "el amor significa abandono" y "yo valgo según el número de mis conquistas", son algunas de muchas creencias colectivas que tanto la época, como el sistema y la educación tradicional han logrado inculcar.

Aquí trabajaremos para ubicar cuáles son las creencias que tienes acerca de ti misma, el amor, el sexo y la intimidad; para que comprendas de dónde vienen y las puedas cambiar. El poder de tu convicción con el que decretes la nueva afirmación permitirá que tu patrón mental sea sustituido. ***Siente tus palabras al decirlas*. *Siente vibrar tus células al decirlas. Siente que eres la liberación divina al decirlas***. Permite con cada fibra de ti que las afirmaciones impregnen tu inconsciente.

Cargándote de energía

Antes de comenzar, toma unos minutos para cargarte de energía. Siéntate en una silla con la espalda recta y los pies frente a ti cómodamente en el suelo. Respira hondo un par de veces. Cierra los ojos. Pon ambas manos sobre el corazón e imagina que un rayo de luz brillante penetra tu pecho. Piérdete en tu respiración profunda. En cada inhalación respiras paz, en cada exhalación expiras alivio. Decreta varias veces: "Todo está bien, estoy a salvo y seguro".

Ahora bien, contesta las siguientes preguntas. Si no quieres hacerlas todas de un jalón no importa, aquí lo esencial es que la respuesta venga desde lo más profundo de ti, para dar oportunidad a que tu inconsciente se comunique contigo. Escribe acerca de cuantas imágenes se te vengan a la mente, o de cuantos sucesos específicos te acuerdes.

Cuando decidas parar, cierra tu libro y te pido que regreses a la silla. Respira profundamente. Pon de nuevo las manos sobre tu corazón. Respira hondo y repite: "Me agradezco el trabajo que he hecho conmigo. Confío en que mi inconsciente se comunica ahora armónicamente conmigo. Estoy en paz. Estoy a salvo. Todo está bien".

Repite esa frase tres veces de todo corazón.

En el sexo

Revisemos tus más profundas y honestas convicciones.

1. ¿Qué te enseñaron tus padres respecto al sexo? ¿Cómo te hacían sentir al respecto? ¿Qué era malo? ¿Tenías algo que esconder?

____

____

____

____

2. ¿Te enseñaron que había partes del cuerpo "buenas" y partes "malas"? ¿Qué te decían?

____

____

____

____

3. ¿Cómo te hacían sentir en la escuela y en la iglesia respecto al tema? ¿Decían que el sexo era algo condenable algo de lo cual huir, algo vergonzoso?

____

____

____

____

4. ¿Recuerdas tus primeras sensaciones de placer sexual? ¿Con qué lo asociaste? ¿Te sentiste culpable por sentir placer? ¿Sentías tener un secreto que no debías contar? ¿Te confesabas en exceso por otras tontas "infracciones" con el padre de la escuela con tal de no hablar de la única cosa que estaba en realidad en tu cabeza? ¿Sentías que debías ser castigada?

____

____

____

____

5. ¿Cómo vivieron tus padres su sexualidad? ¿Sexualidad era un tema que ni siquiera se tocaba? ¿Tu padre era afectivo con tu madre?

____

____

____

____

6. ¿Tus creencias sexuales son similares a las de tus padres?

____

____

____

____

7. Para ti, ¿sexo y amor son sinónimos?

____

____

____

____

8. ¿Tú crees que Dios pensaba que eras malo por pensar en el sexo? ¿Qué crees que piensa Dios (o cualquiera que sea tu concepción de un poder superior) respecto al sexo?

____

____

____

____

9. ¿Cómo te sientes durante una relación sexual? ¿Te sientes contenta y en paz? ¿Te sientes culpable? ¿Te sientes insatisfecha? ¿Es algo que sólo toleras?

____

____

____

____

10. ¿Usas el sexo como arma de poder y manipulación?

____

____

____

____

11. ¿Alguna vez has abusado de alguien sexualmente o han abusado de ti?

____

____

____

____

Sustituyendo falsas creencias

1. ¿Merezco gozar de mi sexualidad?

Ejemplo: No, me disgusto tanto, es que no me doy el derecho a sentir.

Tu ejemplo:

____

____

____

Ejemplo afirmación: Amo a mi cuerpo, es el hogar de mi alma, es el vehículo de mi verdadero ser, lo honro y lo aprecio tal como es.

Tu afirmación:

____

____

____

2. ¿Qué es lo que me atemoriza de mi sexualidad?

Ejemplo: No creo en realidad tener derecho a sentir placer. Mi sexualidad es sucia. Es algo en lo que no soy buena. No quiero sentir.

Ejemplo afirmación: El ser creador me dio un cuerpo para gozarlo, no para castigarlo. Todos mis impulsos sexuales son naturalmente buenos, y el acto sexual responsable y amoroso es mi manera de expresarlos.

Tu afirmación:

____

____

____

3. ¿Qué es lo que te impide entregarte abiertamente y de corazón durante un acto sexual?

Ejemplo: Me preocupo por el placer del otro, no por el mío. Estoy demasiado preocupada por hacerlo bien, y porque la otra persona disfrute. No estoy realmente en mi cuerpo.

Tu ejemplo:

____

____

____

Ejemplo afirmación: El acto sexual empieza con mi respiración. Cada inhalación me dará paz, y cada exhalación, placer. Me doy permiso de sentir. Me abro a gozar. El cuerpo es algo que se me dio para disfrutar y el acto sexual es también un medio para dar al otro placer. La satisfacción genuina está en mí, en cómo me permita sentir durante la unión corporal.

Tu afirmación:

____

____

____

4. ¿Cómo me benefician mis creencias?

Ejemplo: No tengo que enseñar mis verdaderos sentimientos ante nadie, ni ante mí misma. Justifico poder seguir tapando mi vergüenza por medio de otro ser humano, y con ello evado asumir responsabilidad por mi vida.

Tu ejemplo:

____

____

____

Ejemplo afirmación: Abrirme con otro ser humano es mi derecho y parte integral de mi experiencia. Como soy un ser libre que ama en libertad, la experiencia sexual que atraiga a mi vida irá justo en la misma resonancia. Estoy lista para asumir el compromiso de amar, empiezo por mí, dándome mi lugar.

Tu afirmación:

____

____

____

En el amor

Como hemos tratado a lo largo del libro, tiendes a repetir patrones que te llevan de regreso al ambiente familiar de tu infancia inestable. Aunque no te gusta, hay algo cómodo en recrear la misma situación en la que ya sabes qué esperar...

Llegó el momento de cambiar.

Revisemos entonces cuáles son tus más profundas convicciones respecto al amor. Por favor, antes de comenzar, repite el ejercicio "cargándote de energía" y al terminar haz el mismo proceso de salida para después iniciar con las preguntas.

1. ¿Cómo terminó tu última relación?

____

____

____

2. ¿Tu pareja actual se parece a la anterior?

____

____

____

3. ¿Tus parejas te recuerdan a alguien? ¿A quién?

____

____

____

4. ¿Cómo fue la relación con tu padre? ¿Tu pareja no se parece a él, pero su conducta te provoca el mismo sentimiento de desolación de cuando eras niña?

____

____

____

5. ¿Tus relaciones de pareja te recuerdan el ambiente de tu niñez?

____

____

____

6. En tus relaciones, ¿por lo general terminas siendo abandonada?

____

____

____

7. ¿Cómo es la relación con tu jefe? ¿A quién te recuerda?

____

____

____

8. ¿Aunque tengas pareja, te sientes sola de cualquier manera?

____

____

____

9. ¿En cuanto una relación pierde la novedad sales desesperada en busca de la que siguiente?

____

____

____

10. ¿Tratas de curar las heridas que te causó tu última relación haciéndote nuevas con la que sigue?

____

____

____

11. ¿Si una relación se convierte en estable, tú siempre tienes la razón perfecta para perder el interés?

____

____

____

12. ¿Sólo pareces estar interesada en hombres emocionalmente hostiles y distantes con la esperanza de transformarlos?

____

____

____

Sustituyendo falsas creencias

Tus creencias respecto al amor en pareja

1. ¿Te concedes la capacidad de entablar una relación honesta y profunda con otro ser humano?

Ejemplo: No, porque no quiero que nadie se me acerque demasiado; si me conocen como soy en verdad, me abandonarían de inmediato.

Tu ejemplo:

____

____

____

Ejemplo afirmación: Soy un ser digno y valioso, lleno de virtudes y limitaciones y digno de conocerse a fondo.

Tu afirmación:

____

____

____

2. ¿Le tengo miedo al amor?

Ejemplo: Sí, el amor lastima. Siempre que lo he intentado, las cosas no han funcionado como yo había deseado.

Tu ejemplo:

____

____

____

Ejemplo afirmación: El amor es seguro, confiable. Entrego mis sentimientos a personas igualmente seguras y confiables. Merezco ser amado.

Tu afirmación:

____

____

____

3. ¿El amor es algo que "sucede" por suerte?

Ejemplo: Sí. Aunque me consuelo diciéndome que sí voy a encontrar pareja, en el fondo de mí no me la creo.

Tu ejemplo:

____

____

____

Ejemplo afirmación: El fenómeno del amor sucede dentro mí a cada instante. Amar en plenitud y libertad es mi condición natural.

Tu afirmación:

____

____

____

4. ¿Cómo me beneficio de mis creencias?

Ejemplo: Tengo siempre la razón perfecta para no permitir que nadie, en realidad, se acerque a mí.

Tu ejemplo:

____

____

____

Ejemplo afirmación: No tengo nada más que temer. El amor que me nutre brilla en mí e ilumina mi camino. Permito que todo ser que vibre en su propio amor se acerque a mí y me conozca como el ser de luz que soy.

Tu afirmación:

____

____

____

¿De qué llenas tu inconsciente?

¿Sabes escuchar el silencio?

¿Te has percatado de la innecesaria verborrea de la que padece toda nuestra sociedad?

¿Sabes vaciar tu mente?

Como he tratado a la largo de "Más allá de lo establecido" en la primera parte, **debemos educar a la mente para ir acorde con la Mente.** Te recuerdo que cuando escriba la Mente con mayúsculas, es porque me refiero a la Mente Divina, de la que tanto hablaba Platón. Tu alineación, –"hacia qué frecuencia estés conectado"– es la que determina la entonación o desentonación a esa frecuencia Divina.

Eres la suma de pensamientos que crean sentimientos que provocan reacciones químicas a las cuales respondes como si estuvieras en piloto automático. Tus pensamientos generan estados de ánimo y tus estados de ánimo determinan tus vivencias.

Todo cuanto ves manifestado en tu vida, fue puesto ahí por ti.

Para aprender a crear armonía, es necesario que aprendas a limpiar tu inconsciente de todas las imágenes, sonidos y mensajes repetitivos promovidos por los medios masivos que te hacen querer ser todo, menos tú misma.

Contesta las siguientes preguntas:

Música

1. ¿Qué tipo de música escuchas?

____

____

2. ¿Cuánto tiempo del día la escuchas?

____

____

3. ¿Por qué te gusta esa música en particular?

____

____

4. ¿Qué estados de ánimo te produce?

____

____

Televisión

1. ¿Qué programas de televisión ves?

____

____

2. ¿Cuánto tiempo ves televisión?

____

____

3. ¿Por qué te gustan los programas que ves?

____

____

4. ¿Qué fantasía está llenando?

____

____

5. ¿Con qué te proyectas? ¿Cuál de los personajes secretamente anhelas ser?

____

____

6. ¿Qué estados de ánimo desata en ti?

____

____

7. Para acompañar tu programa favorito:

❑ ¿Comes? ❑ ¿Fumas? ❑ ¿Ambas?

Revistas

1. ¿Qué tipo de revistas compras?

____

____

2. ¿Qué sientes al verlas? ¿Despiertan tu deseo por tener algo? ¿Te dan siempre ganas de comer mientras estás leyendo el chisme jugoso?

El efecto no es inmediato, pero en algún lugar de tu inconsciente, el anhelo frustrado quedó grabado. No queda ahí. Una hora después irás al refrigerador o en busca de algo más para tratar de llenar el faltante.

____

____

____

____

3. ¿Qué es lo que más promueven estas revistas?

____

____

____

____

Es vital que comprendas que tu inconsciente está lleno de imágenes, sonidos, anhelos, y tú persigues todo lo que queda grabado en él: productos, la relación promovida en alguna revista, la chamarra que usa tal artista, llamas a los psíquicos que se anuncian en los medios para que te den consejos sobre tu angustia...

Eres un péptido* ambulante, con un inconsciente eternamente insatisfecho.

¿En verdad te quieres gustar más y caer mejor?

Deja de compararte con prototipos irreales. Reconsidera todo lo que lees, todo lo que escuchas. Detente a ver la conexión entre todo lo que ves en el televisor y la innumerable cantidad de estados de ánimo que se te desatan durante el día.

Beneficios detrás de conductas destructivas

¿Por qué se siente tan bien sentirse tan mal?

Beneficios ocultos tras la adicción al dolor

Aunque te suene descabellado, te gusta el dolor, hay algo exquisito en las situaciones peligrosas que te creas, en la incertidumbre en la que vives, en el adrenalinazo constante. Tus relaciones personales están llenas de drama, pero es cómodo moverte en territorio de chantajes emocionales conocidos, terreno fértil para la infinidad de manipulaciones elaboradas que desde tu infancia tienes taladradas en el inconsciente.

Ser adicto a situaciones escabrosas es clásico de quienes se colocan en posición de víctima, a las que todo les pasa. Como las víctimas se la pasan sobreviviendo y corriendo a apagar incendios, ya sea propios o de las personas con las que se rodean, siempre tienen la razón perfecta para no hacer algo: para llegar tarde, no cumplir una meta o en resumidas cuentas, para seguir con la misma cantaleta: *Es que...* es el preámbulo conocido con el cual inician sus argumentos cuando son confrontados con algo que deberían haber hecho. *Es que no sabes... Es que fulano me dijo... es que yo pensé que...*

La víctima nunca asume, en realidad, responsabilidad por su vida. ¿Cómo podría, si todo le pasa?

Para que una conducta se sostenga, siempre tiene que tener un beneficio oculto que la impulse a seguir creando las mismas situaciones.

Ubiquemos algunos de estos beneficios.

Beneficio oculto.

Ejemplo: Te da certeza, no tienes que enfrentarte a lo desconocido. Aunque tu vida no sea más que un mercado de lágrimas, por lo menos es un mercado de lágrimas conocido, ya sabes qué es lo que puedes esperar, y sabes que podrás sacar tu repertorio de numeritos que desde la infancia aprendiste a actuar.

Ejemplo: Si estoy continuamente resolviendo problemas por las situaciones que creo, evado asumir responsabilidad de vivir a todo mi potencial. Si estoy en problemas, nadie, ni yo misma, puede realmente esperar nada de mí.

Ejemplo: Siempre encuentro a quién echarle la culpa de mi fracaso en la vida, y justifico seguir haciendo lo que me hace daño. Qué flojera cambiar.

¿Qué otros beneficios ocultos se te ocurren?

Escribe cinco ejemplos:

1. ______________________________

____

____

____

2. ______________________________

____

____

____

3. ______________________________

____

____

____

4. ______________________________

____

____

____

5. ____

____

____

____

Agenda de beneficios ocultos detrás de la conquista adictiva

Hagamos lo mismo ahora con esta conducta. ¿Cuál es la fuerza propulsora de la conducta "casanova"? ¿Qué la sostiene? ¿Cuáles son los beneficios?

- Inconscientemente es un hombre más que paga por el daño de tu abandono, satisfaces tu necesidad de "vengar tu dolor".

- Sacias tu necesidad neurótica de reconocimiento y cariño.

- Validas tu "yo físico".

- Cubres –aunque sea temporalmente– tu frío emocional.

- Logras sentirte deseada, disfrazando momentáneamente todo sentimiento de autorrechazo.

- Satisfaces tu sed de reconocimiento mediante el sentir de los demás hacia ti.

- Cómo tratar de hacer sentir bien al otro es tu parámetro para sentirte bien contigo misma; seduces para sentirte viva.

- Como no sabes cómo debes sentirte, satisfaces tu necesidad de valía por medio del sentir de los demás.

¿Qué otros beneficios se te ocurren?

Escribe cinco ejemplos:

1. ______________________________

____

____

____

2. ______________________________

____

____

____

3. ______________________________

____

____

____

4. ______________________________

____

____

____

5. ____

____

____

____

Previniendo situaciones de caída

Antes de salir a un bar, por un atracón o tras una conquista...

Probablemente tienes momentos en los que sabes que no deberías salir dado tu bajo estado de ánimo, pero acabas saliendo a bailar y a distraerte y terminas arrepintiéndote de haberlo hecho, sintiéndote peor que antes de que salieras a curar la herida que sólo regresó doliéndote más.

Haz una lista de acciones alternativas que podrías hacer durante ese tiempo.

¿Qué podrías hacer en esos momentos?

Por ejemplo:

- Leer un buen libro
- Hacer un poco de ejercicio (bailar, salir a caminar)

- Darte una larga y rica ducha

- Escuchar música

- Llamar o visitar a una amiga

Toma la hora del día en la que estés más centrada y date cinco minutos. Trae a tu mente uno de esos malos días, en los que te sientes desolada, y sales a algún sitio para terminar sintiéndote peor. Ahora, seguramente también tienes una hora del día en que te sientes más estable. Quizá sea en la mañana, al despertar.

Al despertar, antes de salir de tu cama, date estos cinco minutos. Visualiza la hora del día que representa tu mayor reto. Vete ahí. Estás ahí. Sales del lugar de donde siempre tiendes a incidir (después del trabajo, al salir de clases), **y en lugar de ir al bar o al súper, donde siempre vas a surtirte** (es importante que "veas" los lugares en tu mente con toda nitidez), **obsérvate haciendo algo de tu lista de actividades alternativas**.

Reproduce el patrón en tu mente, con toda nitidez. Estás feliz. Saliste del trabajo, y te fuiste a casa a leer ese libro que tanto te sube el ánimo. O vete nítidamente llegando a casa tranquila escuchando música y metiéndote a la regadera o a la tina. Estás totalmente en paz. No hay ansiedad. No tienes que salir a tapar nada, porque no hay nada que tapar. Estás plena en tu presente. En tu mente ya está hecho. El nuevo patrón está completamente grabado. En cada inhalación respiras tranquilidad, en cada exhalación espiras alivio.

Repite esta rutina mental durante la mañana un par de veces. Date un espacio de cinco minutos diarios para regrabar el nuevo patrón en tu mente. Es vital que al observarte, lo sientas en tu cuerpo. Siente la alegría que te da ver cómo libras el bache, sin problema alguno.

Es importante que en tus acciones alternativas siempre tengas una actividad que sólo dependa de ti. Si visualizas ir al cine con una amiga, o llamándole a un amigo y éste no está, te sentirás mal, molesta, abriendo la puerta a la conducta no deseada.

Reflexión:

Antes de salir a la conquista, por el atracón o por un *drink*, pregúntate:

¿Qué falta en mi vida?

¿A quién, aparte de mí misma, insisto en seguir castigando?

¿Por qué me gusta tanto sentirme mal?

¿A quién no termino de perdonar?

¿Realmente me sentiré bien después de una noche de copas?

El perdón

La clave del cambio duradero

"Errar es humano, perdonar es divino".

ALEXANDER POPE

El perdón genuino y de corazón es la fuerza que libera y transforma cualquier agresión. Nadie tuvo la vida color de rosa, ni la infancia perfecta... Faltas y errores fueron cometidos. Al no perdonar continuamos recorriendo los mismos caminos.

El perdón te libera de la condena.

El mundo está lleno de perdón "barato", del "no pasó nada", "no hay problema". Se minimiza el daño con tal de no sentir el dolor de las consecuencias, y al hacerlo, se niega que faltas y agresiones hayan sido cometidas. O quizá te rehúsas a ver las cosas en su justa medida, con ello sólo logrando oscilar entre el odio y la fantasía.

Escribe una breve historia de tu vida.

¿Qué sucesos te marcaron y aún no has perdonado?

¿Quién es la figura que perpetúa la recreación de tu pasado?

¿Qué suceso te aferras a no perdonar, creando el mismo escenario en tu vida actual?

Cualquier acontecimiento que sea, llegó la hora de cambiar; decir adiós a todo aquello que te impide despegar.

Meditación:

Decido perdonarme a mí misma y al resto del mundo. Elijo perdonar todos los aspectos negativos de mi vida, así como los percibo. Si hay algo o alguien a quien no creo poder perdonar, perdono mi inhabilidad de perdonar, y pido a mi Ser Sagrado que perdone a través de mí.

Todo cuanto existe en la historia de mi vida ha sido puesto ahí por mí. Nadie me ha hecho nada malo, son sólo vivencias que yo por culpas pasadas me he generado. Perdono a todos por todo, me perdono a mí misma por no haber despertado. Rompo ahora con la cadena de mi pasado. Me trasmuto y me transformo en el presente consciente. Todo en el universo está bien. Yo estoy bien. Mi necesidad de juicio ha sido trasmutada. Vivo mi vida alineada con la sabiduría ilimitada.

Fases del proceso de perdón

Para llegar al perdón es necesario atravesar por fases que son incómodas y dolorosas. Por ello la gente desiste en su proceso de cambio. Es vital que te permitas pasar por las fases que abren el camino a la modificación permanente de la conducta.

Preparación: Escoge un objeto físico con el cual asocies el perdón. Puede ser la pluma de un pájaro, los pétalos de una flor, algo tangible con lo que entables una conexión. Siéntate en una silla con la espalda erguida durante unos cuantos minutos. Respira hondo. Al inhalar sientes que tu ser se llena de luz. Al exhalar sientes cómo tu cuerpo se rodea de paz. Respira profundamente unos cuantos minutos. Desacelera tu mente. Ponte en total contacto con tu respiración.

Una vez que sientas que estás en un punto de equilibrio, trae a tu mente algún suceso específico en el que un abuso hacia ti haya sido cometido, o uno en donde tú hayas cometido una agresión.

1. **Observación**: Ve el suceso. Ve la película sin meterte a ella.

2. **Reconocimiento del daño**: Asume tu responsabilidad por tus actos, aunque sólo haya sido el haber estado ahí en ese lugar y en ese momento. Tú llegaste ahí, nadie tu puso en esa circunstancia más que tu misma. Responsabilízate por tu parte. En caso que tú hayas sido la parte agresora, no te permitas ni por un segundo caer en el: *yo lo hice porque...*" Ésta es la trampa de tu orgullo para justificarse. No "te expliques" por lo que hiciste, simplemente di: *sí, yo causé ese daño. Punto.*

3. **Apertura de los sentimientos**.
   Enojo: Tienes que permitirte sentir enojo por la falta cometida. Pretender que nada pasó no te lleva a ningún

lado. No importa si fuiste el agresor o el agredido. Da mucho coraje ver que pudimos no vivir esa experiencia, pero incurrimos en ella de cualquier forma. Lo primero que nace es el enojo. Déjalo correr, no te "identifiques" con él. Sí, ahí está, pero alimentarlo sólo te lleva a la justificación de su existencia. Déjalo ir. Siente el enojo fluir hacia afuera de ti. En cada inhalación tomas la fuerza para transformarlo, en cada exhalación lo sacas de tu espacio. Suéltalo de regreso al universo; el universo transformará la carga sin que afecte a nadie. Es seguro dejar salir a tu enojo. En cada inhalación tomas la fuerza que lo transforma, en cada exhalación lo expulsas de tu espacio. Permítete fluir. Cuando sientas que pasaste esa etapa de coraje, vendrá de inmediato el dolor...

Dolor y tristeza: Sí, duele reconocer lo que somos capaces de hacer. Sí, es triste ver que el ser humano, efectivamente, puede ser muy cruel. El ser humano tiene facetas que distan de ser iluminadas. Estamos aquí para aprender de todas las vivencias que experimentamos y para responsabilizarnos de los sentimientos que tenemos y causamos.

Vergüenza: Sí, da pena ver de lo que somos capaces. ¿Cómo pude hacer eso? Sentirás en lo más interno de tu ser. Permítete quebrarte y rendirte a este sentimiento. La vergüenza abrirá la puerta al profundo arrepentimiento por la vivencia creada o por haber estado ahí para que el suceso tuviera lugar. Cuando te atreves a tocar la verdadera vergüenza por tus actos, te liberas.

Arrepentimiento: Ésta es la clave del perdón. La luz liberadora se hace presente. El perdón es, se siente. El perdón abre la puerta al cambio duradero. No volverás a hacer aquello que pedías ya no hacer. Sentirás en lo más profundo de ti el deseo pleno de no volver a incurrir en la misma vivencia. Toma el objeto con el cual asocias el perdón. Siéntelo, es suave, natural. Ponlo sobre tu corazón. Imagina que de él sale una luz violeta. Tu corazón se carga de esta luz. Respira profundamente el alivio que sientes. Has sanado.

4. **Modificación de conducta**: En el fondo comprendes la "necesidad" de la vivencia. Al hacerlo, rescatas la lección y dejas de reproducir el patrón. Sabes que hay otra manera más elegante de crecer.

Por absurdo que te suene, el ser humano se genera vivencias dolorosas que en sí son creadas para llevarnos a nuestro propio despertar. Es duro reconocer que el ser humano elija crecer por medio del dolor. Pero eso es básicamente a lo que hemos sido condicionados. Vivimos en el mundo de la culpa, y una mente culposa, genera la necesidad de autocastigo.

Culpa *vs.* arrepentimiento

La culpa condena, el arrepentimiento libera.

El arrepentimiento trasciende una vivencia, la culpa es la más estéril de las fuerzas, paralizándote y privándote perpetuamente del presente para mantenerte en el lamento de tu pasado constante; es un ancla que te ata a tu pasado. Es un sentimiento paralizante y estéril en cuanto a crear progreso concierne. La culpa te impide efectuar algún cambio, ya que te mantiene atado al pasado, al eterno "si yo hubiera...", en el continuo lamento; logrando únicamente hacerte repetir los errores de los que tan culpable te sientes. La culpa tortura, el arrepentimiento trasforma; es el sentimiento alcanzado una vez trascendida la vergüenza, y el que garantiza que no vuelvas a incurrir en las mismas faltas. El arrepentimiento genuino trasmuta tus vivencias.

Cartas de renuncia

A continuación escribirás cartas de renuncia y despedida. No hay una carta correcta y una incorrecta. La profundidad de tu sentir al escribir es lo único que importa. Ésta es tu oportunidad de soltar las anclas que te atan.

Carta a:

Tu Yo perfecto

Ésta es tu oportunidad para decirle adiós a tu tirana perfeccionista, la que te impide realizarte como la belleza de tu potencial real. Cualquiera que haya sido el beneficio que te dio haberla creado, ya viste claro que el precio de su existencia puede ser caro, hasta tu propia vida. Esta versión de ti es la que te impide ser feliz. En tu adiós, exprésale tu agradecimiento por todo lo que te dio, pero no dejes de ponerle bien claro lo caro que te costó.

Padres perfectos

Es momento de decir adiós a tus padres ficticios e idealizados para que puedas aceptar a los que tienes sin conflicto alguno. Exprésales tu dolor pero también tu perdón. Es tu oportunidad para dejar atrás el rencor.

La pareja perfecta

Ejemplo:

Querido amor, el que tanto soñé pero hasta hoy no llegó.

Mi amor perfecto, después de años de soñar contigo, lo que haríamos juntos, lo que te contaría, pero sobre todo, lo que tú tanto me querrías, me doy cuenta de que eres quien me impide conseguir todo eso, ya que nadie es tan bueno como tú. Ni siquiera tú. Tú no lo sabes, pero a menudo, si no es que a diario, logras algo heroico. Fuera de concederte la capacidad de volar, creo que te he concedido todo lo demás.

Decido decirte adiós y abrirme para amar a alguien más. Soñar con el hombre perfecto ha sido mi trampa para no amar a un ser real. Soñar con que un hombre fantástico me rescataría fue la trampa para nunca dejar de caerme, rehusándome obstinadamente a rescatarme a mí misma. Viéndolo ahora, has sido más nocivo que productivo. Satisfacías una necesidad, pero aumentabas mi agonía al contrastarla con mi cruda realidad.

Sé que estaré bien sin ti... el simple gesto de decirte adiós es en sí ya una liberación...[15]

---

[15] Traducción y adaptación de *Good bye Mr. Right, The Tyranny of Perfectionism*, por Andrea Weitzner.

Reinventándote a ti misma

Creando tu Yo presente desde tu Yo futuro

Pese a haber sido delgada la mayor parte de mi vida, hacia el final de mi caída en los desórdenes alimenticios estaba bastante pasada de peso. Veintidós kilos para ser exacta. Para acabarla de amolar, tuve un accidente automovilístico que me dejó con ambas piernas fracturadas. Y ahí estaba. Sentada en una silla de ruedas con lo que para mí era un mundo de sobrepeso encima. La gran gimnasta, la atleta admirada. En verdad, eso parecía una broma de muy mal y cruel gusto. Pero con la fuerza que me dio el coraje de haber caído tan terriblemente, agarré la inspiración para transformar la vida de ese ser que yo veía llorando tan patéticamente.

Aquí empezó mi trabajo de visualización. Dejé de ver televisión. Dejé de ver revistas. Saqué fotos mías de mi infancia y estudié mis antepasados. Creé en mi mente, con toda la nitidez posible, la imagen de mí que yo quería ser. La creé con tal intensidad, que logré imprimir el mapa en mi inconsciente.

Cualquier persona que me haya conocido atestiguará la veracidad de la "tranformacion" experimentada. Al principio, te lo confieso, no me atrevía siquiera a decirle a nadie lo que hacía, por pavor a que se rieran de mí. Pero me aferré a mi creencia, y todos los días me senté a visualizarme y transformarme. No sólo fueron los 22 kilos que perdí lo que me transformó en verdad. Mi vibra, mi aura, mi todo son tan distintos a esa persona que tan triste lloraba, que efectivamente, fue una especie de volver a nacer en vida. **Medio mundo me ha pedido mi dieta mágica, la clave de mi secreto. Lo repito una y otra vez. El poder de la Mente, eso es todo**. Mi madre se ríe y me dice: "hay mucho que admiro en ti, pero tu capacidad de reinvención es en verdad tu gran don".

Tú puedes hacer exactamente lo mismo contigo. Se puede porque se puede. Tu convencimiento de ello es determinante.

Concédete la capacidad de volver a empezar. Concédete el derecho de manifestarte como la belleza del Ser. Concédete permiso de rendirte y entregarte a tu poder creador.

Ejercicio: (15-20 minutos, fase inicial).

Antes de comenzar es vital que entiendas la diferencia entre visualizar y mentalizar. *Visualizar tiene un espacio y tiempo determinado*. Mentalizar son imágenes mezcladas unas con otras que vas recreando mentalmente durante el día.

No vas a avanzar más por mentalizar tu meta, sino todo lo contrario.

Estamos entrando al mundo de la impresión de mapas en tu inconsciente. Uno de los requisitos es aprender el "arte de hacer sin hacer".

Tu meditación es "sembrar la semilla"; cerrarla, entregarla al universo y tú vibrar en armonía *sin* forzar mentalmente, es tu apertura para recibir lo que estás pidiendo.

Nota: Hacerlo diariamente a la misma hora. Diario significa diario. Si un día no puedes estar en el mismo lugar, a esa hora, sé flexible, hazlo a otra hora, pero *lo vital para la manifestación es evitar que hayan "gaps", de que vibres en la creación y te salgas luego demasiado de "frecuencia". Queremos evitar que te "desentonices".*

Preparación previa:

Recuerda imágenes de tu niñez en donde sí te gustabas a ti misma...

¿Recuerdas cómo te sentías?

Si no tuviste o no recuerdas momentos así, no importa, imagina ahora lo que se sentirá ser alguien que se gusta a sí misma.

Pasa los siguientes dos días viendo algunas fotos de tu infancia que invoquen buenos recuerdos; deja que las imágenes paseen por tu inconsciente. Después guárdalas, pero lleva contigo las sensaciones tan reales que despertaron. Si no tienes fotos de este tipo, tampoco importa. Pasa el tiempo señalado experimentando la sensación de ser alguien que se gusta a sí misma. Pinta en tu imaginación a la niña que te hubiera gustado ser, y siéntete como ella.

Primera parte:

Si los ojos de un poder superior te vieran, ¿cómo te verían?

Ahora, mírate con esos ojos. Ve creando mentalmente tu nueva persona.

Cierra los ojos.

Crea una imagen específica de ti.

Ve a la persona en la que te quieres convertir con toda nitidez. Ve la imagen de ti que puedes ser.

Ya sabes que estás ahí y que ese ser puede crearse. *Ese ser que ves es tu Yo futuro, que ya es, ya existe.* Todo lo que la mente es capaz de imaginar también es capaz de manifestar.

¿Cómo traes el cabello?

¿Qué ropa traes puesta?

¿A qué hueles?

¿Cómo te ves exactamente?

¿Cómo vibra la intensidad de los diferentes colores que tu mente está creando?

En la posición de tu ojo mental (conocido como tercer ojo, poco arriba de tus cejas y justo en medio de ellas) sostendrás en todo momento esa imagen de ti.

Respira profundamente. Siéntete en tu punto de poder.

Decreta: Cada respiración que tengo trae a mi presente a mi Yo futuro. Cada inhalación hace que ese ser vibre en mis células, cada exhalación es el inicio de la exteriorización. Ese ser ya es. Ese ser soy yo.

En cada respiración, mi Yo profundo imprime el mapa en mi inconsciente. Todo en el universo se alinea perfectamente para que este ser se manifieste.

Siente cómo se siente ser tu nuevo ser. Vibra en sus células. Vete ahí. Estás ahí.

Vibra en tu nuevo ser durante unos cuantos minutos. Sonríes al sentir lo que es ya estar ahí. **Gózalo**.

Respira la creación, exhala la manifestación. En cada aliento estás atrayendo ese ser a tu presente.

Salte de tu espacio visualizativo. Cierra el espacio con un círculo dorado. Da gracias. Ya ha sido concedido. Con esa certeza, con esa alegría, continúa con tu día. Suelta. Entrega al universo sabiendo que los pasos de llegada a ese momento se irán manifestando, guiándote de forma natural hacia tu destino. Todo en el universo está contigo apoyándote, alineando la energía, orquestando "detrás del telón" tu más hermosa sinfonía.

Créelo con cada fibra de tu ser.

Suelta con toda ligereza. Da los pasos que sientas correctos, aunque no estén "lógicamente" conectados a tu meta. Deja que el orden divino de la vida sea tu guía.

Repite la meditación inicial mínimo 21 veces y, cuando menos, durante siete días seguidos (una semana con tres meditaciones diarias). Acuérdate, estamos literalmente imprimiendo mapas que se adhieran por completo a tu inconsciente. **Goza el beneficio de cada paso, no quieras apresurarte, más vale tener un punto ya dominado**.

Continuación: El tiempo a partir de aquí lo dejo a tu propio ritmo, pero ten presente que cualquier minuto después del 20 que tú vibres en una meditación visualizativa comienza a ser exponencial. Una vez que sientas que ya tienes el mapa grabado del cómo te ves, manifestado físicamente, comienza a introducir en tu visualización las imágenes que se te vengan de las siguientes preguntas:

Segunda parte:

¿Qué vida tiene ese ser que ves?

¿Quiénes son sus amigos?

¿Qué trabajo realiza para ganarse la vida?

¿Cuál es su vocación, qué la hace vibrar de alegría?

Una vez que estas imágenes estén nítidamente impresas (un buen parámetro para ver cómo vas, es la facilidad con la que la imagen nítida llega a ti cuando inicias tu visualización y lo rápido que te sientes vibrar con las imágenes), continúa expandiendo la visión de tu nuevo ser.

Tercera parte:

¿Dónde vive ese ser?

¿Cómo es su espacio?

¿Tiene algún aroma?

¿Cuáles son los colores?

¿Cómo sería un día de su vida?

Cuarta parte:

Por último, introduce al ser que corresponde a tu nuevo ser:

¿Quién sería la pareja de este nuevo personaje?

¿Qué tipo de pareja le corresponde a ese ser?

¿Qué valores tiene esa persona?

¿Qué se siente estar con esa persona?

¿Qué actividades hacen juntos?

El éxito del salto cuántico

Vital: La profundidad de tu sentir en la hora de meditación.

Determinante: En dónde vibra tu mente las 23 horas del

día restantes. Compórtate en el presente como tu Yo futuro se comportaría. Ese ser y tú son uno mismo, sólo están en diferentes niveles de manifestación. Tu ser supremo te pide traerse a sí mismo a tu manifestación en todo momento. Mientras menos dicotomía y contradicción exista entre lo que vibras durante tu visualización y lo que vibras el resto del día, acortará el *gap* para que ese ser y tú se integren y se manifieste.

Durante tu meditación *entrégate* a la visión de lo que quieres lograr completamente. Ve el suceso teniendo lugar, estás ahí. Goza el momento. Vibra el momento. Respira el momento. Eres ese momento.

¿Alguna vez has escuchado el testimonio de una persona que, por ejemplo, aun después de "diagnosticada" con una enfermedad terminal se salió de lo predeterminado y la trascendió?

Estos sucesos de transformación –contra "las leyes predeterminadas"– son brincos "cuánticos", en donde la persona, cree, con cada fibra de su ser, que debe haber una forma de salirse de las normas condicionantes. La entrega de todo el ser a esa creencia hace que el brinco cuántico tenga lugar.

Nacimos para ser seres libres y conscientemente creadores. Despierta. Limpia tu mente, sintonízala con la Mente y despertarás del sueño ilusorio del planeta.

TERCERA PARTE:
TRANSFORMACIÓN, REFLEXIÓN, MEDITACIÓN Y MÁS ALLÁ

Comunicación con los síntomas

A continuación, encontrarás una serie de afirmaciones con las cuales he trabajado al paso de los años. Tu poder de entrega a las afirmaciones que repitas generará las circunstancias positivas para liberarte de causarte dolorosas heridas.

Tú puedes crear afirmaciones y mantras propios. ***Tu capacidad de vibrarte en tus propias palabras irá justo acorde con la realidad que manifiestes.*** Entrégate al poder de tus afirmaciones, haz del don de la palabra tu liberación.

Síntoma	**Afirmación**
Buscar neuróticamente a una pareja	Soy un ser pleno aquí y ahora. El universo es un lugar seguro. Yo estoy completa en todo momento, soy la fuerza creadora con la cual me reinvento.

Síntoma	Afirmación
Comer compulsivamente	No necesito de nada para taparme, porque no tengo nada que cubrir. Me libero de mi vergüenza y de mi necesidad de destruir.
Inseguridad y desidia	No tengo nada que temer. Proceder y avanzar es mi condición natural. Suelto mi necesidad de castigar al postergar y me abro a crear mi propia realidad. Permito que el Orden Divino ilumine mi camino.
Mentir repetidamente	La verdad es el poder que libera. Vivo en armonía con el orden natural, no necesito encubrirme para validar. La realidad es un producto de mi propia creación, me permito experimentarla siguiendo el camino hacia mi liberación.
Sentimientos obsesivos	Todos mis sentimientos me pertenecen. Los baño de luz y dejo de juzgarlos, me libero de mi necesidad de recrearlos.
Depresión	La vida es una sinfonía. Vibro en la melodía de un ser que me ama profundamente y me pide que despierte del sueño inconsciente.

Síntoma	Afirmación
	Yo soy ese ser de Luz que se crea y se reinventa. Me veo con esos ojos, mi ser verdadero despierta.
Angustia	Soy un ser pleno, seguro y consciente. Estoy a salvo, no tengo nada que temer. Hay un Ser que me ama en todo momento, soy uno con él y descanso en su aliento.
Apatía	La vida está llena de valioso sentido. La fortaleza es mi derecho y tesoro genuino. El Ser que me ama y que soy ilumina mi vibrante camino.
Soledad	La soledad es una ilusión que me separa de otros seres sintientes. Soy una con el Todo que está siempre presente. Me permito fluir con el poder de mi Yo superior quien en todo momento vive en mi interior.
Atracón/purga	La vida no es una experiencia que degrada. Hay un Ser que me ama y ayuda a liberarme de mi dolor y necesidad de imponerme castigo. Proceso mis sentimientos en armonía plena con el Orden Divino; permito que la luz de la conciencia ilumine mi camino.

Síntoma	**Afirmación**
Abuso de alcohol	No necesito de nada para sentirme plena. No tengo nada de qué huir. Entrego mis temores a la fuerza de mi Ser superior y pido que, a través de la luz divina, se me conceda el perdón.
Pereza	La vitalidad del universo fluye en mí y a través de mí. Me considero capaz de realizarme. Me abro a escuchar la voz de mi llamado. Fluyo en armonía plena.

Nutrición y balance neurológico

Debido a que tienes una predisposición genética a crear adicción a sustancias, la glucosa juega un papel muy sigiloso contigo. Te aconsejo que reduzcas al máximo el consumo de azúcares y carbohidratos refinados.

Si tuviste o tienes bulimia como enfermedad o síntoma de apoyo, probablemente tengas una deficiencia en tu producción de serotonina debido a insuficiencia de triptófano, por ello lo peligroso de la glucosa; por un lado, efectivamente te anestesia, pero por otro te impide parar de comer o querer hacer otras actividades compulsivamente.

El triptófano y la serotonina

El triptófano es una sustancia química precursora de la serotonina, el principal neurotransmisor involucrado en la memoria humana, además de jugar un papel determinante en todas las funciones básicas del cuerpo.

Previa y durante los episodios bulímicos, la serotonina desciende considerable y repentinamente en el sistema nervioso. Por ello es vital que comprendas el rol tan importante que juega en tu vida.

La serotonina es también descrita como una sustancia sedante y antidepresiva, que surge en el cerebro cuando cae la noche; induce el sueño y permanece elevada hasta que amanece, cuando comienza a descender nuevamente.

¿Qué afecta los niveles de serotonina en el cuerpo? Los niveles de azúcar en sangre, algunas comidas y, en las mujeres, cambios en los niveles de estrógeno.

¿Cómo aumentar los niveles de serotonina?

Los siguientes ejercicios son altamente recomendables:

- Caminar
- Bailar
- Nadar
- Correr
- Andar en bicicleta

Comprendiendo el cuerpo

Nutrición

Es vital que reduzcas tu consumo de azúcares. Todos los carbohidratos refinados (harinas, arroz blanco, pastas), pondrán a tu cerebro a mil por hora, y a ti a correr detrás de él. Esto, no confundas, no es energía, es estimulación. Estamos buscando crear una energía estable, un "combustible limpio" no refritangas de adrenalina.

Tu cuerpo es más de 70% agua. Tu ingerencia de comida debe ir en esta proporción, agua-masa.

Hay sólo dos tipos de alimentos:

Los que te limpian y los que te tapan.

Es muy fácil distinguirlos. ¿Cuánta agua contienen? Eso es todo. ¿Cuánta agua tiene un pedazo de pan, y cuánta una pera?

Los lácteos, por ejemplo, hay que ingerirlos en mesurada medida, ya que producen mucosa, lo cual tapa a final de cuentas.

Procura apegarte a una dieta de alto contenido proteínico, con medio contenido calórico, e ingerencia de carbohidratos de combustión lenta (verduras, algunas harinas integrales) y consumir alimentos de contenido acuoso (verduras y frutas). Conforme tu ritmo metabólico aumente, podrás ir incrementando mesuradamente calorías.

Traducido al castellano, combinaciones como ésta:

Desayuno

Proteínas (yogurt, queso panela)

Acuoso (jugo o fruta)

Carbohidratos de combustión lenta (jitomates, pimientos, espinacas, hongos, brócoli, básicamente cualquier verdura. (Sugerencia: combínalos con queso panela).

Carbohidratos de combustión media (una tortilla de maíz, no de harina blanca o una rebana de pan integral).

Comida

Proteína (pescado, pero de preferencia algo de proteína alterna).

Proteína alterna: Cualquier nuez, tofu, quesos de soya, queso panela, queso de cabra (consumo moderado), berenjena, aguacate, lentejas.

Abundantes carbohidratos de combustión lenta (lo que quieras de verduras, menos papa). Ensaladas, también la cantidad que quieras. Métele imaginación. Una ensalada que está llena de color también está cubriendo los diferentes grupos alimenticios. La diferencia en colores no es accidental.

Cena

Proteína alterna (nada de carne o pescado).

Ejemplo: ensalada de espinacas con jitomate y queso panela (en los supermercados ya encuentras salchichas y otros productos de soya que puedes incluir en tus ensaladas).

Ensalada de lechuga y berros con tofu, salsa de soya y ajonjolí. Ensalada de jitomate, aguacate y queso (panela o de cabra) con aderezo balsámico.

Arma tus propias combinaciones. Para variarle a los quesos, mete nueces. Procura que tus ensaladas tengan diversidad de color, estarás satisfaciendo diferentes minerales, esenciales para tu estabilidad.

La prueba de los siete días

Durante los siguientes siete días...

No veas más que una hora de televisión al día, y si pudieras abstenerte del todo, en verdad sería genial.

De toda la música que escuches en la radio, te detendrás a escuchar lo que vienes tarareando. Si te cachas que ya te perdiste y vas en piloto automático, no hay problema, vuelve a empezar. A la tercera que te suceda eso apaga el radio y estate en silencio. Observa tus sensaciones ante las diferentes canciones que escuchas.

Reduce el radio a una hora como máximo también.

Música

Procura escuchar música que te eleve y relaje:

La música clásica te eleva. La *new age* te relaja. Si tu conocimiento musical es limitado, apégate al principio a los clásicos barrocos, por ejemplo: Vivaldi (Las cuatro estaciones, conciertos para mandolina), Bach (Concierto de Brandenburgo), Handel (El mesías); en *new age* tienes una amplia gama de la cual elegir. Busca CDs con sonidos naturales (por ejemplo Las siete Olas, de S. Cianni, Narada, etcétera) Para elevarte: Kitaro (La luz del espíritu), entre otros.

Éste es el mundo de la música que te dará acceso a un universo armonioso.

La música va directo al inconsciente, por ello pongo énfasis en que trabajes con ella. Ésa es la magia de la música: te instruye y te eleva, aunque tú no quieras.

Dieta

Elabora diferentes combinaciones del ejemplo de nutrición que te di. Acuérdate de la proporción 70% de acuoso por 30% de sólidos (por un pedazo de pan, tres verduras, por ejemplo). Intenta buscar proteínas alternativas a tu usual consumo de carne (tofu, queso de soya, queso panela, salchichas de soya). Si sientes que tienes que consumir un animal, comienza por los del mar, en moderado consumo. Si ya de plano no puedes, consume terrestres, pero de granjas bioorgánicas, dejando al cerdo y a la vaca como último recurso.

Toma mínimo 2.5 litros de agua al día (no más de 3.70, un galón).

Concédete sólo un café al día, pero si puedes abstenerte mucho mejor. Descubre el mundo del té. Hay una amplia variedad.

Ejercicio:

El movimiento es vida. Si el ejercicio no forma parte de tu rutina, por los siguientes siete días escoge alguna de estas actividades:[16]

Caminar, bailar, andar en bicicleta, correr (siempre y cuando tu espalda, rodillas y corazón estén bien).

Lo harás durante mínimo 20 minutos consecutivos, para que suba tu ritmo cardiovascular y sueltes muchas endorfinas que hacen que vuelvas a amar la vida.

◆ ◆ ◆ ◆ ◆ ◆

Regresa a lo natural. La felicidad y realización son estados naturales del ser. Los seres humanos nos hemos complicado la existencia. La plenitud es sólo un estado de conciencia y la salud una frecuencia.

Consume conscientemente lo que el planeta te ofrece. **Si vieras la película inédita de la cadena alimenticia, probablemente no volverías a comer carne en tu vida. Haz las paces con el reino animal.**

---

[16] Si vienes de un estado de letargo e inmovilidad, inicia caminando y no corriendo, **pero sí es vital que movilices tu cuerpo.**

Hay un universo alterno que te permite vivir en salud plena y en armonía con todo el planeta. El consumo consciente de cualquier especie es la clave del equilibrio del ecosistema. **Lo que sucede dentro del planeta en el que vives *sí* es tu problema**. Da ese esfuerzo y promueve la creación de centros de pesca conscientes, granjas bio y rastros piadosos.

Ayuda a que el ser humano limpie su nombre y se transforme.

Recuerda: La semilla del cambio nace o muere contigo. Todas y cada una de tus acciones llevan la potencialidad de ayudar a despertar a los demás.

Glosario

Concepto	Definición
Acuerdo	Ruiz: Decisión interna entre los diversos aspectos de la personalidad.
Ana	Diminutivo adoptado por la prensa en referencia a la anorexia.
Conchis	Personaje creado que encierra la definición de la comedora compulsiva.
Gestalt	Perls: Gestalt quiere decir completada; si un capítulo o momento clave no ha finalizado su proceso hasta completarse, los asuntos inconclusos atraerán elementos similares, con el afán de cerrar la gestalt abierta y finalizar el ciclo.
Histeria	Del griego, iusteros = útero, término aplicado a las condiciones mentales o comportamiento evasivo cuyo sustento sea el deseo neurótico de regresar a lo conocido, buscando la sensación de seguridad dentro del vientre materno.

Concepto	Definición
Loop mental	Fallo mental de tipo organizativo en el cual la mente queda atorada, reproduciendo el evento que llevó al fallo, creando situaciones prefabricadas con el afán de completar una vivencia no sanada.
Mía	Diminutivo adoptado por la prensa en referencia a la bulimia.
Neuropéptido	Pequeña cadena de secuencias aminoácidas.
Neurosis	Jung: Cualquier conducta adoptada para evitar un sufrimiento legitimo y necesario para la evolución psíquica.
Relación simbiótica	La unión de dos personas cuyas patologías embonan perfectamente. Unión fundamentada en función de las necesidades que la contraparte cubre.
Sombra	C.G. Jung: El hogar de todos los aspectos de la personalidad desterrados del yo consciente; donde residen todos los aspecto de la personalidad catalogados como poco deseados. (Freud: "yo repudiable") el lugar de los impulsos reprimidos, en disociación del yo consciente.
Yo consciente	Freud: (id) La parte de ti que muestras al exterior; Rogers: el yo que tú crees que eres con el cual te permites funcionar ante ti mismo y los demás.
Yo inconsciente	El que lleva el mando y se ríe de las decisiones de tu yo consciente
Yo idealizado	Freud: Tu súper ego, la versión del yo engrandecido con el cual el yo consciente se identifica. Erikson: La versión de sí mismo creada como mecanismo de defensa y adaptación.

Bibliografía

Andreas, C. *Core Transformations: Spirituality,* en N.L.P. Box, F, Moab. Real People Press, Utah, 1994.

Bruch, H., *The Golden Cage: The enigma of Anorexia Nervosa*, Harvard University Press, Cambridge, Massachusetts, 1978.

_____, *Eating Disorders*, Basic Books, Nueva York, 1983.

Capra, F., *The Tao Of Physics*, Bantam Books, Nueva York, 1984.

Cauwels, J.M., *Bulimia: The Binge-Purge Compulsion*, Double Day & Company, Nueva York, 1983.

Cherning, K., *Reflections on the Tyranny of Slenderness*, Harper & Row, Nueva York, 1981.

De la Barca, C., *La vida es sueño*, Editores Mexicanos Unidos, México, 1983.

Dethlefsen, T., D., Rüdiger, *La enfermedad como camino,* 1983.

Fox, E., *Power through constructive thinking*, Harper & Row, San Francisco, 1968.

Frankl, V., *Psicoanálisis y existencialismo*, Fondo de Cultura Económica, México, 1978.

_____, *El Hombre en busca del sentido*, Barcelona, Herder, 1977.

_____, *The Unheard Cry for Meaning*, Psychotherapy & Humanism, Pocket Books, Nueva York, 1984.

Freud, S., *El "Yo" y el "Ello"*, Obras Completas, 3a. ed., tomo III, Biblioteca Nueva, Madrid, 1973.

Fromm, E., *The art of loving*, Avon Books, Nueva York, 1969.

_____, *Escape from Freedom,* Avon Books, Nueva York, 1969.

Gawain, S., *Creative Visualization*, Mill Valley, Whatever Publishing, 1978.

Living in the Light, Mill Valley, Whatever Publishing, 1986.

Gurdjieff, I., *El Mensajero del bien venidero. Primer llamamiento a la humanidad contemporánea*, Humanitas, Barcelona, 2000.

Hay, L., *Amate y sana tu vida*, Diana, México, 1990.

Hall, M.P., *The Secret Teachings of all Ages*, Los Angeles Philosophical Reasearch Society, 1977.

Jung, C. G., *Synchronicity: An Acausal Connecting Principle*, From, vol. 8 Collected Works, Jung Extracts S., Paperback, Nueva York, 1984.

_____, *The Archetypes and the Collective Unconscious*, Paperback, Nueva York, 1984.

Kapleau, P., *Despertar al zen*, Editorial Pax México, México, 2006.

Kübler-Ross, E., *On Death and Dying*, McMillan, Nueva York, 1969.

Lazaris, *El Viaje Sagrado*, Cocreación, México.

Neuman P.A. y P.A. Halvorson, *Anorexia Nervosa and Bulimia. A Handbook for Counselors and Therapists*, Van Nostrand Reinhold, Nueva York, 1983.

Norwood, R., *Las mujeres que aman demasiado*, Ediciones B, Argentina, 1985.

Osho, *Intuición, El conocimiento que trasciende la lógica*, Random House Mondadori, Barcelona, 2001.

Peck, M.S., *La nueva psicologia del amor*, Emece Editores, Buenos Aires, 1986.

_____, *People of the Lie*, Touchstone, Simon & Schuster, Nueva York, 1983.

_____, *A World Waiting to be Born*, Bantam Books, Nueva York, 1993.

_____, *The Road less Traveled and Beyond*, Touchstone, Simon & Schuster, Nueva York, 1997.

Sacker, I., *Dying to be Thin*, Warner Books, Nueva York, 1987.

Satir, V., *En contacto Íntimo*, Editorial Pax México, México, 1990.

Scheid, R., *Beyond the Love Game*, Berkeley, Celestial Arts, 1980.

Seigel, B., M.D., *Love, Medicine & Miracles*, Harper & Row, Nueva York 1986.

Thondup, T., *The healing power of Mind*, Penguin Books 1997.

Villanueva-Reinbeck, M., *Más allá del principio de autodestrucción*, Manual Moderno, México, 1988.

Weitzner, A., *El camino hacia la recuperación de anorexia y bulimia. El laberinto y más allá*, Editorial Pax México, México, 2007.

_____, *El ABC de los desórdenes alimenticios. Guía práctica para adolescentes*, Editorial Pax México, México, 2007.

_____, *Ayudando a personas con anorexia, bulimia y comer compulsivo. Guía práctica para maestros, terapeutas y médicos*, Editorial Pax México, México, 2008.

A ti que has leído este libro...

La vida es lo que tú creas que sea. Tu destino está en tus manos

Despierta del sueño ilusorio del planeta; la ausencia de conciencia se está haciendo cada día más evidentemente presente; la naturaleza nos lo señala frecuentemente.

Un ser humano capaz de trascender su ego se encuentra en un eterno proceso evolutivo. Un ser humano pleno, es un ser capaz de iluminarse. Un ser iluminado ayuda conscientemente al despertar del planeta.

La semilla del cambio nace o muere contigo. La gran diferencia va en cada paso de tu camino. Cada uno de tus actos lleva la potencialidad de ayudar a despertar a todos los demás.

La luz de la conciencia no está dentro de algunos de nosotros. Está dentro de todos nosotros. "Permitirte vivir en la Luz automáticamente le da permiso a otro de liberarse a sí mismo. No tiene nada de iluminado apagarte para que otros no se sientan inferiores a ti. A ratos te preguntas quién eres para merecer abundancia, salud y belleza, el éxito en la expresión creativa, la armonía de las relaciones amorosas; la pregunta es, ¿quién eres para no merecerlo?".[18]

Esto es el arte de vivir; la realización plena de que "eres el ojo con el que el Universo se mira a sí mismo y sabe que es divino".[19]

La utopía sí existe. Es el inicio de la era "el cielo en la Tierra"; eres una nota en la sinfonía de la raza humana. Vibra digna y plenamente, contribuye a la transformación de todos los seres sintientes.

Tu hacer, tu andar y tu decir quedan grabados en la cósmica historia sin fin.

Que la luz de la conciencia divina ilumine tu camino.

[18] Mandela, N., Fragmento discurso inaugural –Inaugural Speech, 1994.

[19] Shelley, *El triunfo de la vida*, 1824.

Acerca de la autora

Andrea Weitzner, nacida en México en 1968, estudió Relaciones Internacionales en la Universidad Iberoamericana, y un diplomado en Cranfield Inglaterra, títulos puestos en práctica durante los siguientes años de su vida en Suiza. Dando un cambio radical a su carrera, se unió como directora de comunicaciones a Medical Mission International (MMI) –Organización nominada al Premio Nobel de la Paz, promoviendo la transferencia de recursos y conocimientos entre el primer mundo y el mundo en vías de desarrollo.

En 2006 regresó a México para la realización de una consultoría para la preservación de Costa Careyes. Ese mismo año comenzó a escribir la serie de concientización en el tema "trastornos alimenticios".

En 2007 creo AW Foundation, organización enfocada a la creación, difusión e implantación de programas educativos en materia de trastornos alimenticios; provisión de terapia de calidad a las clases de escasos recursos y creación de campañas de concientización para salvaguardar los derechos humanos en el tratamiento de trastornos alimenticios.

Visite las páginas web de la autora:

www.trastornosalimenticios.com.mx
www.desordenesalimenticios.org

Otros libros de la autora:

- *El camino hacia la recuperación de anorexia y bulimia. El laberinto y más allá.*
- *El ABC de los desórdenes alimenticios. Guía práctica para adolescentes.*
- *Ayudando a personas con anorexia, bulimia y comer compulsivo. Guía práctica para maestros, terapeutas y médicos.*

Esta obra se terminó de imprimir
n marzo de 2008, en los Talleres de

IREMA, S.A. de C.V.
Oculistas No. 43, Col. Sifón
09400, Iztapalapa, D.F.